Zwangsstörung und Zwangshandlungen

Irena Mikic

Zwangsstörung und Zwangshandlungen

Eine Einführung für Pflege-, Gesundheits- und Sozialberufe

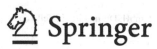 Springer

Irena Mikic
Zürich, Schweiz

ISBN 978-3-662-65748-5   ISBN 978-3-662-65749-2   (eBook)
https://doi.org/10.1007/978-3-662-65749-2

Die Deutsche Nationalbibliothek verzeichnet diese Publikation in der Deutschen Nationalbibliografie;
detaillierte bibliografische Daten sind im Internet über http://dnb.d-nb.de abrufbar.

Planung/Lektorat: Sarah Busch
Springer ist ein Imprint der eingetragenen Gesellschaft Springer-Verlag GmbH, DE und ist ein Teil von
Springer Nature.
Die Anschrift der Gesellschaft ist: Heidelberger Platz 3, 14197 Berlin, Germany

Geleitwort

Geleitwort – das ist der Teil eines Buches, an dem Sie irgendwelche daher-
gelaufenen Menschen davon abhalten, endlich mit dem zu beginnen, was sie
eigentlich vorhatten: das Buch zu lesen. Und damit ist so ein Geleitwort eindeutig
verwandt mit einer Zwangsstörung. Auch hier wird man relativ häufig davon
abgehalten, die Dinge zu tun, die man eigentlich erledigen möchte. In diesem Fall
bin der dahergelaufene Mensch, der sie abhält, ich – Peter Wittkamp. Aber immer-
hin habe ich mich definitiv dafür qualifiziert, hier kurz etwas über die Zwangsstörung zu schreiben, bevor sie dann endlich das Buch beginnen können.

Ich leide nämlich seit ungefähr einem Vierteljahrhundert an dieser Krankheit. Also fast so lange, wie Amy Winehouse, James Dean oder Janis Joplin
gelebt haben. Und eines kann ich mit Sicherheit sagen: Meine Zwangsstörung ist
mindestens so viel Rock 'n' Roll wie das Leben der eben genannten. Es ist einfach
immer etwas los. Immer Action. Immer auf Speed.

Ich kontrolliere Autoreifen darauf, ob ein Nagel drinstecken könnte. Ich über-
prüfe zum siebzehnten mal, ob das elektrische Kabel wirklich nicht defekt ist.
Ich lege eine Bananenschale auf dem Gehweg zur Seite, weil ich den Gedanken
nicht ertrage, dass jemand darauf ausrutschen könnte und sich das Genick bricht.
Mindestens – wenn nicht schlimmer. Ich bin mir immer unsicher, ob es nicht
irgendwo nach Gas oder Rauch riecht und nur ich die große Katastrophe verhindern kann und alle warnen muss.

Ich verlasse meine Wohnung, nur um sie direkt wieder zu betreten und zu über-
prüfen, ob der Wasserhahn in der Küche wirklich ganz sicher abgedreht ist. Ist er.
Natürlich. Wie immer. Dann verlasse ich endgültig das Haus. Bis mir einfällt, dass
ich bei dem Wasserhahn im Gästebad auch ein bisschen unsicher bin.

Kurzum: Mir fällt im Grunde jede Sache, die ich in meinem Leben machen
möchte, schwerer als vielen anderen Menschen. Aber: Dafür ist immer was los.
Oder wie es der Slogan einer großen deutschen Baumarktkette ausdrückt: Es gibt
immer etwas zu tun!

Ich muss manchmal an ein Computerspiel denken. Bevor man das Spiel startet,
kann man häufig den Schwierigkeitsgrad auswählen. Easy, normal, hard oder
ultra-hard. Durch meine Zwänge habe ich das Gefühl, niemals ein Level meines
Lebens in „easy" spielen zu können. Auch, wenn mir etwas liegt und es mir
eigentlich sehr leichtfällt, wird es durch meine Zwangskrankheit automatisch eine
Stufe schwieriger. „Easy" wird „normal", „normal" wird „hard", und „hard" wird

„ultra-hard". „Ultra-hard" traue ich mich erst gar nicht anzuwählen. Bin ja nicht verrückt. Na ja … gut. Doch. Zwangsstörung eben. Ganz normal ist die definitiv nicht.

Das wirklich Faszinierende an einer Zwangsstörung ist aber: Es wäre theoretisch unglaublich einfach, dieses selbst auferlegte Extra an Schwierigkeitsgrad wieder loszuwerden. Ich habe ein Buch über meine Zwänge geschrieben. Es heißt „Für mich soll es Neurosen regnen" und dort verrate ich meinen Lesern, wie sie Zwänge ganz einfach und hundert Prozent effektiv loswerden. Es reicht dazu ein sehr einfacher Satz: Mach es nicht!

Mach. Es. Nicht! Lass es sein!

Also das Gegenteil des NIKE-Slogans. Just don't do it. Einfach auf die Zwänge verzichten. Es ist so einfach und doch so schwer. Wie mit dem Rauchen aufzuhören, dem Abnehmen oder dem Sparen. Im Grunde muss man für all diese Ziele nichts unternehmen, sondern nur verzichten – auf Zigaretten, auf kalorienreiche Speisen oder auf zu hohe Ausgaben.

So weit zumindest die Theorie. Jeder, der schon mal mit dem Rauchen aufgehört hat, ein paar Kilo abnehmen wollte oder auf etwas gespart hat, weiß, dass es dann doch nicht so einfach ist, zu verzichten. Dieses Problem zeigt sich leider auch bei den Zwängen. Auch bei mir. Obwohl ich weiß, dass ich alle meine Zwänge eigentlich „nur" sein lassen müsste. Das „Sein lassen" geht aber fast nicht ohne professionelle Hilfe.

Ich bin mir sicher, dass dieses Buch einen Beitrag dazu leistet, dass genau diese professionelle Hilfe noch besser wird und mehr Menschen dabei helfen kann, es „nicht zu machen". Damit in Zukunft mehr Betroffene ihr Leben in „easy" spielen können – oder zumindest nicht in „ultra-hard".

Ich wünsche Ihnen dabei ein ungezwungenes Lesevergnügen! Aber schauen sie vorher bitte noch mal kurz nach, ob alle Wasserhähne wirklich ganz sicher abgedreht sind.

Peter Wittkamp

Vorwort

Zwänge äußern sich in weitaus mehr als „wiederkehrendes Hände waschen" und „Türschlösser kontrollieren". Die „heimlichen" Zwangsgedanken, die das darauffolgende Zwangsverhalten begründen, werden häufig aus Scham verschwiegen, oft selbst vor nahen Angehörigen. Durchschnittlich vergehen sechs Jahre, bis Zwangsbetroffene eine Behandlung aufsuchen. In meiner praktischen Arbeit begegnen mir immer wieder Zwangsbetroffene, die seit über zehn Jahren mit der Erkrankung leben. Sie befanden sich in psychiatrisch- psychotherapeutischer Behandlung, doch die Zwangsstörung wurde auch von Fachpersonen entweder nicht erkannt oder nicht entsprechend behandelt. Ich frage mich oft, woher die Menschen die Kraft nehmen und wie sie die Energie aufwenden können, um jahrelang mit dieser schweren Erkrankung zu leben. Ihren Lebensalltag müssen sie schier heldenhaft bewältigen und dabei kreative Lösungen finden.

Kurze Werbeunterbrechung: Darüber hinaus sind es äußerst liebenswürdige, kreative, geistreiche und humorvolle Menschen, mit denen ich auch nach 15 Jahren noch immer am liebsten arbeite.

Entgegen vielen Meinungen sind Zwangsstörungen gut behandelbar. Dennoch erhalten die meisten Zwangsbetroffenen nicht die als am wirksamsten ausgewiesene Behandlung. Ein Grund hierfür ist die bestehende Versorgungslücke in der ambulanten wie stationären Behandlung für Menschen mit Zwangsstörungen. Dieses Buch soll Fachpersonen aus Gesundheits- und Sozialberufen helfen, ein besseres Verständnis der Zwangsstörung im speziellen, als auch von den „heimlichen" Zwangsgedanken zu erhalten. Die Betroffenen werden spüren, dass sie sich hier mitteilen können.

Die praktischen Tipps und weiterführenden Empfehlungen können berufsübergreifend und unmittelbar angewendet werden. Ferner können sie die Zeit für Betroffene wirksam überbrücken helfen, bis eine störungsspezifische Behandlung der Zwänge möglich wird.

Die Fallbeispiele sind aus meiner praktischen Arbeit. Sie wurden zum Schutz der Privatsphäre stark verändert.

Ich verwende das grammatikalische Geschlecht abwechselnd. Alle, die sich in dieser binären Zuordnung nicht wiederfinden: Bitte fühlen Sie sich herzlich mitgedacht.

Irena Mikic

Danksagung

Mein Dank gilt zunächst allen Zwangsbetroffenen, die ich über die Jahre hinweg begleiten durfte. Vieles, was ich weiß, haben sie mich gelehrt, indem sie mir Vertrauen entgegengebracht und mir Einblick gewährt haben. Ich danke meinem Schreibcoach Cornelia Linder, die mich im Prozess des Schreibens stets wertschätzend begleitet und motiviert hat. Mein besonderer Dank gilt Ute Gulden, die als Pflegefachfrau und Soziologin zielführende Fragen anregte und mir in der vertieften Überarbeitung des Buches viel Zeit geschenkt hat. Geschickt hat sie verhindert, dass anspruchsvolle Passagen all zu früh gelöscht wurden. Frau Busch vom Springer Verlag hat das Buchprojekt von Beginn an begleitet. Ihr aufmerksames Zuhören wie ihre Fragen haben geholfen, das Anliegen meines Buches besser zu klären und das Konzept entsprechend zu überarbeiten. Für die anregenden Gespräche bedanke ich mich herzlich.

Meinen Freunden und meiner Familie danke ich für den stärkenden Rückhalt und die Nachsicht, dass ich nicht so viel Zeit für sie hatte. Zu guter Letzt bedanke ich mich für das humorvolle Geleitwort von Peter Wittkamp.

Ich wünsche Ihnen nun eine spannende und erkenntnisreiche Lektüre und freue mich über ein Feedback!

Inhaltsverzeichnis

1 Grundlagen 1
   1.1 Was sind normale aufdringliche Gedanken? 5
   Literatur.. 12

2 Die Vielfalt von Zwangsgedanken 13
   2.1 Inhalte von Zwangsgedanken............................ 14
   2.2 Vertiefte Betrachtung 26
      2.2.1 Zwangsgedanken in Bezug auf die sexuelle Orientierung ... 27
      2.2.2 Beziehungsbezogene Zwangsgedanken 30
   Literatur.. 32

3 Zwangsgedanken versus „normale aufdringliche Gedanken" 35
   3.1 Was unterscheidet „normale aufdringliche Gedanken"
      von Zwangsgedanken?..................................... 35
   3.2 Wie bewerten Betroffene ihre Zwangsgedanken? 37
   Literatur.. 42

4 Wie gehe ich mit Zwangsgedanken um? 43
   Literatur.. 51

5 Zwangshandlungen 53
   5.1 Welche Arten von Zwängen gibt es? 54
   5.2 Wie Betroffene ihr Umfeld in Zwangshandlungen einbinden 66
      5.2.1 Delegierte Zwangshandlung 66
      5.2.2 Vom Zwang auferlegte Regeln 69
      5.2.3 Rückversicherung 70
   Literatur.. 76

6 Wie Zwangsstörungen entstehen 79
   6.1 Die Beziehung zwischen Zwangsgedanke und Zwangshandlung ... 79
   6.2 Ursachen und Funktionalität von Zwängen 82
   6.3 Die Bedeutung von Emotionen. 85
   Literatur.. 93

7   Wer oder was hilft bei Zwangsstörungen? 95
   7.1   Behandlungsmöglichkeiten 95
   7.2   Beratungsangebote 99
   Literatur... 100

**8   Zusatzkapitel: Die Coronapandemie und ihre Auswirkungen auf
   Zwangsstörungen** 103
   Literatur... 105

Schlusswort oder Abschiedsbrief einer Betroffenen an ihren Zwang 107

Über die Autorin

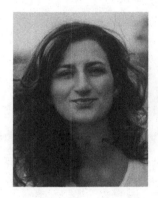

Irena Mikic ist Pflegefachfrau (BScN) und seit mehr als 20 Jahren in verschiedenen Funktionen und Bereichen in der Psychiatrie tätig – davon mehrere Jahre auf einer Psychotherapiestation mit dem Schwerpunkt Zwangsstörungen. Jetzt arbeitet sie in eigener Praxis in Zürich und als Dozentin mit dem Schwerpunkt „Angst- und Zwangsstörungen". Zudem leitet sie Seminare, gibt Fachfortbildungen und hält Vorträge rund um diese Themen. In ihrer Freizeit steht sie am liebsten auf einem Brett im atlantischen Ozean.

Grundlagen

Zusammenfassung

Die Zwangsstörung wird in Filmen und Serien oft komödiantisch dargestellt, um Zuschauer zu erheitern. Das macht es schwer, sich in das Erleben eines an einer Zwangsstörung erkrankten Menschen einzufühlen. Die Zwangsstörung ist für Betroffene und Angehörige mit einem enormen Leidensdruck verbunden. Die Symptomatik ist zeitaufwendig und führt zu massiven Einschränkungen im Alltag.

Die wesentlichen Merkmale einer Zwangsstörung sind wiederkehrende Zwangsgedanken und -handlungen. Zwangsgedanken sind oft tabuisiert und schambesetzt, vor allem, wenn es sich um aggressive oder unmoralische Inhalte handelt (ich könnte mein Kind mit einem Messer verletzen). Inhaltlich unterscheiden sich Zwangsgedanken nicht von in der Allgemeinbevölkerung weit verbreiteten normalen aufdringlichen Gedanken. Im Verständnis der Kognitionspsychologie gehören aufdringliche Gedanken zu normalen mentalen Prozessen. Aufdringliche Gedanken entstehen spontan im assoziativen Denken. Sie sind nicht steuerbar. Genauso wie Ohrwürmer offenbaren sie keine unterdrückten Wünsche. Das spiegelt sich in der Tatsache, dass die aufdringlichen Gedanken abgelehnt werden, da sie nicht mit den eigenen Werten übereinstimmen. Während im alltäglichen Normativ abartige und brutale Gedanken tabuisiert sind, werden sie in der Unterhaltungsindustrie, Kunst und Literatur erfolgreich eingesetzt. Spontane kreative Geistesblitze aller Art sagen nichts über die Persönlichkeit eines Menschen aus und was dieser zu tun beabsichtigt. Vielmehr lassen unser Handeln und die Entscheidungen, die wir treffen, Rückschlüsse auf uns als Person zu.

„Mir wird immer ganz anders, wenn nicht Betroffene ‚mein innerer Monk' sagen. Sie meinen es nicht böse, aber die Verniedlichung einer Krankheit, die mich so viel Freiheit gekostet hat, macht mich fassungslos."- Jess.

„Mein innerer Monk" bezieht sich auf eine US- amerikanische Krimiserie, die zwischen 2002–2009 ausgestrahlt wurde. Die Figur Adrian Monk ist ein detektivisches Genie mit zahlreichen Phobien und Zwängen. Die Serie wurde mehrfach in der Kategorie Komödie ausgezeichnet. Leider wird die Zwangsstörung in Filmen und Serien oft komödiantisch dargestellt, um Zuschauer zu erheitern. Dies erschwert es, sich in das Erleben eines an einer Zwangsstörung erkrankten Menschen einzufühlen. Die komödiantische Darstellung etikettiert diese Verhaltensweisen als skurril und schrullig.

Bestimmte Gewohnheiten oder persönliche Vorlieben im Alltag, wie beispielsweise die Wäsche nach Farben sortiert aufzuhängen, stellen noch keine Zwangsstörung im klinischen Sinne dar. Persönliche Marotten lassen sich von der Zwangsstörung leicht durch folgende Kriterien abgrenzen.

Die Zwangsstörung ist für Betroffene und oft auch für Angehörige mit einem enormen Leidensdruck verbunden. Die Symptomatik ist zeitaufwendig und führt zu massiven Einschränkungen im beruflichen und privaten Alltag wie einer mehr oder weniger ausgeprägten Beeinträchtigung der Lebensqualität. Die Zwangsstörung zählt laut der Weltgesundheitsorganisation (World Health Organization, WHO) zu den zehn am meisten beeinträchtigenden psychischen Krankheiten (WHO 1999).

Die klinischen Kriterien, die für eine Zwangsstörung erfüllt sein müssen, sind im ICD-11(International Classification of Diseases) der Weltgesundheitsorganisation (WHO) beschrieben. Darin sind nicht nur psychische Krankheiten benannt, sondern alle anderen auch. Die Merkmale werden weltweit einheitlich definiert. Psychische Erkrankungen haben in diesem Katalog ein eigenes Kapitel. Die Zwangsstörung ist unter dem Kürzel „F42" zu finden. Ein weiteres Klassifikationssystem, das DSM5 (Diagnostic and Statistical Manual of Mental Disorders) der amerikanischen psychiatrischen Gesellschaft (APA), beschreibt ausschließlich psychische Störungen. Das DSM5 ist in vielen Bereichen auf etwas aktuellerem Stand und beschreibt psychische Störungen genauer und umfangreicher als das ICD. Beide Manuale dienen Ärzten, Therapeuten, Forschern und allen anderen beteiligten Fachpersonen weltweit als gemeinsame Sprache und für statistische Zwecke.

Diagnosen werden ausschließlich von Ärzten und Psychotherapeuten gestellt. Für die Diagnostik ist es hilfreich, wenn Beobachtungen anderer Berufsgruppen einfließen.

Die Ergebnisse einer Studie von Wahl et al. (2010) zeigen, dass bei 70 % aller Patienten mit einer Zwangsstörung im Rahmen der psychiatrischen Behandlung nicht die entsprechende Diagnose gestellt wurde und sie somit auch nicht störungsspezifisch behandelt wurden. Ein Grund dafür kann sein, dass die schambehafteten Symptome von den Betroffenen oft verheimlicht werden. Auch fehlen Fachpersonen oft die erforderlichen Kenntnisse.

Was sind die Merkmale einer Zwangsstörung?

Die wesentlichen Merkmale sind wiederkehrende Zwangshandlungen und Zwangsgedanken

- Unter Zwangshandlungen versteht man wiederholende Verhaltensweisen, zu denen sich eine Person gedrängt fühlt.
- Zwangsgedanken werden als wiederkehrende aufdringliche Gedanken, Vorstellungen oder Impulse definiert, die als ungewollt, unangenehm und störend empfunden werden. Sie sind häufig mit Angst verbunden. Zwangsgedanken sind oft tabuisiert, vor allem wenn diese aggressive oder unmoralische Inhalte haben.

Beispiel

Frau Betzler: „Immer wieder kommt mir der Gedanke, ich könnte mein Kind mit einem Messer verletzen. Was ist das nur für ein schrecklicher Gedanke? Was bin ich nur für ein grausamer Mensch? So etwas darf man als Mutter nicht denken, das ist doch nicht normal!" ◄

Wie würden Sie als Fachperson darauf reagieren, wenn eine Mutter Ihnen im Gespräch solche Gedanken schildert?

▶ **Tipp** Es ist normal, das sind inhaltlich völlig unproblematische Gedanken. Aus Untersuchungen weiß man, dass über 90 % aller Menschen aus der Allgemeinbevölkerung, auch Kinder und Jugendliche, von Zeit zu Zeit aufdringliche, unerwünschte oder auch grausame Gedanken haben.

Der Tipp alleine ist jedoch nicht ausreichend, um Fachpersonen einen sicheren Umgang zu vermitteln. Fachpersonen stellen sich allenfalls folgende Fragen: „Ist es nur harmloser Zwangsgedanke? Was ist, wenn die Diagnose falsch gestellt wurde? Muss ich zur Sicherheit nicht die Kindesschutzbehörde informieren?"

Mit solchen Fragen treffen sie zielgenau auf die schlimmsten Ängste und Befürchtungen von Zwangserkrankten. Man könne sie für gefährlich, moralisch schlecht oder gar durchgeknallt halten, weil man diese Zwangssymptome nicht einordnen kann. Lassen sie mich mit einem Beispiel verdeutlichen, wie eine Person mit Zwangsgedanken für gefährlich stigmatisiert wurde.

Beispiel

Frau Keller arbeitet als Dozentin an einer Fachhochschule, ist verheiratet und mittlerweile Mutter einer Tochter.

Seit vielen Jahren leidet sie unter aggressiven Zwangsgedanken und Kontrollzwängen. Wöchentlich nimmt sie Termine beim Psychiater wahr. Ihre Zwangssymptomatik ist stabilisiert, sie hat einen guten Umgang damit gefunden. Sie und ihr Ehemann wünschen sich schon lange eine Familie und befinden den Zeitpunkt günstig um ein Kind zu bekommen. Schnell wird sie schwanger und erlebt eine entspannte Schwangerschaft.

Geburtsvorbereitend ist es ihr wichtig ein Gespräch mit dem Behandlungsteam der Geburtsabteilung zu suchen. Sie informiert diese über ihre Zwangsstörung und auch darüber, dass unter Stress ihre Symptome sich verstärken können. Frau Keller hatte eine sehr schwierige 14-stündige Geburt und wurde mit einem Notfallkaiserschnitt entbunden.

Die Geburt war emotional äußerst belastend, ihre Zwangsgedanken haben sich daraufhin verstärkt. Weinend und verzweifelt berichtet sie am Tag nach der Geburt dem Pflegepersonal sie habe den beängstigenden Gedanken ihr neugeborenes Baby zu ersticken.

Die Pflegenden versuchen sie zu beruhigen und bringen das Baby aus dem Zimmer der Mutter. Das Behandlungsteam bespricht sich. Den Eltern wird daraufhin mitgeteilt, dass die Mutter ihr Baby zum Schutz nur in Anwesenheit des Behandlungsteam oder eines Angehörigen sehen darf. Zur Beurteilung der Situation wird zusätzlich ein Psychiater für eine konsiliarische Untersuchung aufgeboten. Der Psychiater kommt nach Gesprächen mit der Patientin und dem Ehemann zur Beurteilung, dass es sich um Zwangsgedanken handelt und das Kind nicht gefährdet ist. Trotz der Beurteilung des Psychiaters werden die Schutzmaßnahmen nicht aufgehoben und sie darf das Kind weiterhin nur in Anwesenheit einer anderen Person sehen.

Angehörige wie der Ehemann der Patientin, die mit dem Störungsbild der Betroffenen schon lange vertraut sind, stellen fest, dass sich die Zwangssymptomatik unter diesen Bedingungen verstärkt. Ihnen ist klar, dass der weitere Aufenthalt in der Klinik nicht mehr hilfreich ist. Für die Entlassung muss der Ehemann ein Dokument unterschreiben und damit die volle Verantwortung für die Entlassung bestätigen. Frau Keller hat sich zur Stabilisierung in eine psychiatrische Fachklinik begeben und kann nach 6 Wochen in psychisch stabiler Verfassung entlassen werden. Im Mutterschaftsurlaub versorgt sie ihr Baby, während der Mann wieder arbeiten geht. Regelmäßig sucht sie die Müttern Beratung auf, um sich über die normale Entwicklung zu vergewissern. Während den Beratungen fällt ihr jeweils ein rotes Licht auf, dass im Computersystem aufleuchtet. Auf ihre Nachfrage was dies bedeutet, teilt man ihr mit man habe die Meldung bekommen, es sei Vorsicht aufgrund des Kindeswohls geboten. ◄

Dieses Beispiel verdeutlicht welche weitreichenden Konsequenzen für die Betroffene angesichts harmloser Zwangsgedanken entstanden sind. Erst wird sie nicht verstanden, selbst, nachdem eine psychiatrische Begutachtung fachgerecht eingeordnet und die Gefahr klar zurück nimmt, bleibt die Betroffene als ihr Kind womöglich gefährdend etikettiert.

Anhand dieses Beispiels wird nachvollziehbar, dass Zwangsgedanken von Betroffenen oft verheimlicht werden. Es ist auch bekannt, dass unter einer postnatalen Depression leidende Mütter mit dem Symptom aggressiver

Zwangsgedanken gegenüber dem Kind sich viel zu spät Hilfe holen, da sie sich für die Gedanken schämen. Daher ist es wichtig, dass Fachpersonen sich mit Zwangsgedanken auskennen, darüber reden können mit Betroffenen, da dies die Symptomatik entspannt.

Um Zwangsgedanken grundlegend verstehen zu können, ist es wichtig aufdringliche Gedanken wesentlich zu begreifen.

1.1 Was sind normale aufdringliche Gedanken?

Aus kognitionspsychologischer Sicht gehören aufdringliche Gedanken zu normalen mentalen Prozessen.

In der Literatur und von Zwangsexperten werden die Begriffe „aufdringliche Gedanken" und „Zwangsgedanken" unterschiedlich oder synonym verwendet. In diesem Buch werden sie nicht synonym verwendet, da ein einzelner aufdringlicher Gedanke keinen Krankheitswert hat. Die meisten Menschen haben gelegentlich einen Gedanken den sie als störend und unsinnig betrachten. Hier Beispiele für aufdringliche Gedanken wie sie jeden treffen können:

Beispiel

„Wenn ich unterwegs bin und einen attraktiven Mann sehe, taucht manchmal plötzlich ein Bild in mir auf, wie ich ihn an eine Wand schmeiße und wild abknutsche."
(Kunsttherapeutin, Mutter, verheiratet).

„Als ich meinen neugeborenen Sohn anschaute, blitze der Gedanke an einen Hammerschlag auf sein Köpfchen auf, oder dass ich ihn fallen lasse, wenn ich ihn in den Armen halte."
(Psychotherapeut, Vater, verheiratet).

„Wenn ich in einer Bar bin, habe ich manchmal den Gedanken, jemandem eine Bierflasche voll über seinen Schädel zu schlagen. Eine Mitstudentin hat mir kürzlich erzählt, dass sie auf der Autobahn plötzlich den Impuls hatte die Autotür aufzureißen."
(Psychologiestudentin). ◄

Aufdringliche Gedanken sind in ihren Inhalten und Erscheinungsformen vielfältig. Was ist den oben genannten Beispielen gemeinsam?

Alle Einfälle, Bilder oder Impulse treten plötzlich auf, wie Geistesblitze schießen sie ins Bewusstsein. Sie entstehen spontan, ohne bewusste willentliche Kontrolle. Vergleichbar einem Ohrwurm, einer Melodie, die aus heiterem Himmel auftaucht.

▶   Ohrwürmer und aufdringliche Gedanken haben nichts mit unter-
     drückten Wünschen zu tun. Vielmehr lehnt man sie ab, weil sie nicht
     gewollt sind und nicht den eigenen Werten entsprechen (Winston und
     Seif 2018).

Für das Verständnis von aufdringlichen Gedanken ist die Unterscheidung zwischen
bewussten und unbewussten Denkprozessen wie das Verständnis für assoziatives
Denken bedeutsam. Diese Denkprozesse werden im Folgenden ausgeführt. Von
Bewusstsein sprechen wir, wenn wir Gedanken, Erinnerungen oder Emotionen
wahrnehmen, eben bewusst erleben. Im Unterbewusstsein liegen Informationen,
die wir meist nicht bewusst wahrnehmen, die aber in unser Bewusstsein treten
können. Beispielsweise Erinnerungen, Traumata, Wissen aus dem Geschichts-
unterricht oder eben *Assoziationen*. Die konkreten Inhalte, die wir in Form
von Gedanken im Bewusstsein wahrnehmen können, sind nur ein kleiner Teil
unbewusster gedanklicher Prozesse. Die meisten mentalen Prozesse laufen
unbewusst ab und gelangen nie in unser Bewusstsein. Während ich diesen Text
schreibe und die grammatikalischen Regeln bei der Formulierung anwende, sind
mir diese während des Schreibens nicht bewusst. Es ist uns nicht möglich mehrere
mentale Inhalte gleichzeitig bewusst wahrzunehmen. Unser mentales System muss
daher selektieren.
Wie Informationen aus dem Unterbewusstsein ins Bewusstsein gelangen
und wie wir sie im Bewusstsein halten können, wird mit dem psychologischen
Konzept der Aufmerksamkeit erklärt. Wenn wir z. B. die Aufmerksamkeit auf
die Frage lenken, was wir vergangenen Samstag unternommen haben, suchen
wir die Antwort aktiv in unserem Gedächtnis. Unsere Aufmerksamkeit hilft uns
also dabei, mentale Prozesse zielgerichtet zu steuern. In diesem Zusammenhang
geht es um willkürliche Aufmerksamkeit. Dem gegenüber steht das Konzept der
unwillkürlichen automatischen Aufmerksamkeit (Schröger et al. 2022).

Beispiel

Tischkärtchen beschriftet, in der richtigen Anordnung platziert, Deko und
Blumen vorbereitet, Stühle, Getränke… da ist es passiert. Eben noch hoch-
konzentriert an der Vorbereitung zum Firmenjubiläum, schieben sich plötzlich
Gedanken an den Einkauf dazwischen, der für den Abend geplant ist. Wieso
kommen ausgerechnet in diesem Moment die Gedanken an den Einkauf hoch,
wo es doch gerade Wichtigeres gibt?
Die Antwort auf diese Frage *kann* simpel sein: vermutlich war es die rote
Serviette mit dem gelben Firmenlogo, die die Kollegin gerade auf dem Tisch
verteilt hat. Sie hat sie extra für diese Feier anfertigen lassen. Die rot-gelbe
Kombination hat unbewusst zur Assoziation mit Apfel geführt und damit weiter
den Gedanken an die abendlichen Einkaufspläne aus dem Unterbewusstsein ins
Bewusstsein gerufen. ◀

Dieses Beispiel für *assoziatives Denken* zeigt, dass die Aufmerksamkeit zufällig auf einen Reiz, hier die rot-gelbe Serviette, stoßen kann. So gelangt aus dem Unterbewusstsein ein Gedankeninhalt, der mit diesem Reiz verknüpft ist, ins Bewusstsein. Die Aufmerksamkeit kann sowohl durch äußere als auch innere Reize ausgelöst werden. Die Farbkombination der Serviette ist ein äußerer Reiz, der aus dem Unterbewusstsein den Einkauf ins Bewusstsein holt. Ein innerer Reiz kann ein Gedanke, ein inneres Bild oder ein Gefühl sein, der durch eine Assoziation zu einer anderen führt: Man denkt beispielsweise über ein Geschenk für die Mutter nach und landet gedanklich bei Weihnachten und Weihnachten lässt den Winter in die Gedanken kommen und der Winter führt zum Frühling.

Solche Worteinfälle verdanken wir den assoziativen Netzwerken. Ungefähr 10.000 Wörter, nebst Schreibweise, grammatikalischen Einheiten, Kategorien und kontextuellen Zuordnungen sowie Aussprache und ihre Bedeutungen sind im mentalen Lexikon (semantisches Gedächtnis) gespeichert (vgl. Miller 1993; Aitchison 2012). Sie sind nicht etwa alphabetisch geordnet, sondern netzwerkartig in einem Verbund von Neuronen im Stirn- und Schläfenlappen unseres Gehirns verdrahtet (vgl. Collins und Loftus 1975).

Mit Assoziationen sind die Verbindungen zwischen zwei Knoten im Netz gemeint. In jedem dieser Knoten ist eine Information, ein Denkinhalt gespeichert. Das können Erinnerungen, einzelne Wörter, Gefühle und Handlungsimpulse sein. Die stark vereinfachte Abb. 1.1 zeigt solch ein Netzwerk für eine Reihe von Wörtern. Es gibt ein Netzwerk mit Obstsorten, was sich wiederum mit einer Farbpalette verbindet und so weiter.

Das mentale semantische Gedächtnis lässt sich nach dem Modell der sich ausbreitenden Aktivierung beschreiben (*spreading activation model*). Das Netzwerk wird durch einen Impuls, einen Reiz in Schwingung versetzt und löst damit eine Kettenreaktion von Ereignissen innerhalb des Netzwerkes aus, wie beim „Dominoeffekt". Die Aktivierung eines Knotens im Netzwerk breitet sich innerhalb von einigen hundert Millisekunden aus und klingt entweder passiv ab oder wird durch einen aktiven Hemmprozess gemindert (Spitzer 1996). Diese sich ausbreitende Aktivierung bewirkt, dass bei Aktivierung eines Wortes im Netzwerk naheliegende Bedeutungen mit aktiviert werden. Durch diese Mitaktivierung tauchen die entsprechenden Wörter in den nachfolgenden Gedanken/Sätzen häufiger spontan auf. Hierzu einige alltagssprachliche Beispiele (Spitzer 1996, S. 245):

1. Die Bahn senkt die Preise. Das ist aber ein schöner Zug von ihr.
2. Beim Metzger: Ob Schweine- oder Rindfleisch - das ist mir Wurst.
3. Ich muss einen Kaffee bei meiner Zigarette rauchen.
4. momenticklich (momentan/augenblicklich).

Beispiel 1 und 2 zeigen, wie es zum Gebrauch aktivierter Worte in den nachfolgenden Sätzen kommt. Daneben können Umstellungen wie in Beispiel 3 auftauchen. Das vierte Beispiel zeigt eine Synthese, die den Sinn der Äußerung verfälscht.

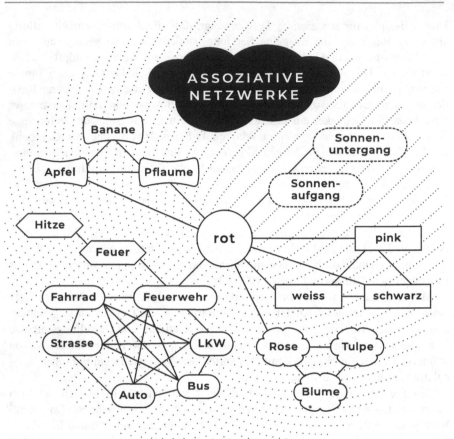

Abb 1.1 Assoziative Netzwerke. Kognitionen (Wörter, Erinnerungen usw.) sind im Gehirn nach ihrer Bedeutung oder ihrem Klang verbunden

Warum sehen unglücklich Verliebte überall verliebte Paare?

Assoziationsnetzwerke funktionieren folgendermaßen: Thematisch werden naheliegende Gebiete schneller aktiviert. Zudem werden Informationen, die wir in unserem Alltag häufiger gebrauchen schneller aktiviert. In der Psychologie nennt man dies Priming bzw. Bahnung.

Das bedeutet, dass die Art, wie wir Dinge wahrnehmen, beeinflusst werden kann durch die Dinge, die wir kurz zuvor wahrgenommen oder getan haben, oder durch Themen, die in unserem Leben gerade wichtig sind (Bermeitinger 2016). Wenn wir beispielsweise erst ein Foto betrachten, auf dem ein Wald zu sehen ist, werden wir kurz darauf einen Baum in unserer Nähe schneller wahrnehmen, als wenn wir vorher ein Foto einer Fabrikhalle betrachtet hätten. Das Waldbild ist gemeinsam mit allen Dingen, die sich im Wald befinden, ziemlich aktiv in unserem Gehirn, daher werden die Reize, die mit dem Wald zusammenhängen, noch eine Weile schneller abrufbar, nachdem wir das Foto betrachtet haben. Dies erklärt auch, weshalb unglücklich Verliebte zufällig und vom Schicksaal hart bestraft überall verliebte Paare sehen. Wenn ein Reiz die Wahrnehmung an einen ihm verknüpften Reiz beschleunigt, wie Wald und Baum, spricht man von positivem Priming.

Warum uns gerade diese Idee kommt, wir gerade jenes denken, uns gerade etwas Bestimmtes einfällt, ist abhängig von der Intensität, mit der zwei Gedanken verknüpft sind. Wie stark die Knoten im Assoziationsnetzwerk verbunden sind, hängt von der Übertragungskraft der Neurotransmitter ab. Ein Neurotransmitter ist ein chemischer Botenstoff, der wie ein Schmierstoff funktioniert und dafür sorgt, dass die Zellen besser untereinander kommunizieren können.

Darstellen lässt sich dies am Beispiel des „Auswendig lernens" eines Gedichtes. Im ersten Kontakt mit dem Gedicht, waren vermutlich bestimmte Verbindungen zwischen zwei Schlüsselwörtern wie „Graben" und „Raben" nur schwach ausgebildet. Beim späteren Aufsagen und nach stundenlangem Training, liegt beim Aufsagen von „Graben" das nächste Schlüsselwort „Raben" bereits vorgewärmt und schneller aufrufbar auf der Zunge.

Hoppe, hoppe, **Reiter,**
wenn er fällt dann **schreit er,**

fällt er in den **Graben,**
fressen in die **Raben,**

fällt er in die **Hecken.**
fressen ihn die **Schnecken.**

Diese Assoziationen im Gedicht sind durch fokussierte Aufmerksamkeit willentlich trainiert worden. Irgendwann werden sie automatisiert und werden bei einem bestimmten Impuls unbewusst nicht willentlich aktiviert. Sie laufen dann routinisiert ab und sind nicht steuerbar.

Assoziationen sind lernbar und können wieder verlernt werden. Dazu ein eindrückliches Beispiel. Steven Spielbergs Film „Der weiße Hai" hat in den 1970er Jahren den Mythos des blutrünstigen menschjagenden Monsters geschaffen. Dieser Mythos wurde durch die Art der medialen Aufmerksamkeit und sensationellen Berichterstattung, immer dann, wenn ein Unglück mit einem weißen Hai geschah, weiter gestärkt.

Rike Kremer- Obrock (2017), Präsidentin von Sharkproject Deutschland, hat im Jahr 2007 eine repräsentative Umfrage durchgeführt. Sie fragte Teilnehmer, was sie spontan mit dem Tier Hai assoziieren und welcher Hai ihnen zuerst einfällt. 90 % der Probanden antworteten mit „gefährlich" und „der weiße Hai". Diese Assoziationen entspringen allerdings größtenteils der menschlichen Fantasie.

Gemäß Biologen und Verhaltensforscher sind weiße Haie ebenso ungefährlich wie alle anderen Haiarten. Das Verhalten eines Hais werde von Vorsicht und Neugier geleitet. Der Mensch stehe nicht auf seinem Speiseplan - vielmehr ist er etwas Unbekanntes, das der Hai erkunden möchte. Der Mensch stelle für ihn kein Beutetier dar und Haie hätten nie eine Präferenz für ihn entwickelt. Demgegenüber gehen Milliarden von Menschen jedes Jahr ins Meer und setzen sich möglichen Begegnungen mit einem Hai aus. Die tatsächliche Zahl tödlicher Haiunfälle ist jedoch sehr gering.

2014 wurde durch das Sharkproject Deutschland eine erneute repräsentative Umfrage mit denselben Fragen gestartet. Interessant ist, dass nun der Großteil der Probanden auf die Frage, was ihnen spontan zu dem Tier Hai in den Sinn komme, mit „ist gefährdet", „muss geschützt werden" antwortete. Hier ist also eine neue Assoziation entstanden.

Rike Kremer- Obrock berichtet zudem, dass inzwischen auch ein Umdenken in der medialen Berichterstattung stattgefunden habe. So werden heute bei Haiunfällen die Umstände besser erklärt. Bei einem Wettkampf der World Surfing League (WSL) vor der Küste Südafrikas wurde der damalige Weltmeister Mick Fanning im Finale in Jeffrey's Bay vor laufender Kamera von einem 2 m langen weißen Hai, der sich in seiner Leash verfangen hatte, angegriffen. Nachdem das Seil gerissen war, hatte sich der Hai schnell davongemacht. Die darauffolgenden Schlagzeilen waren noch immer spektakulär ausgerichtet, doch wurde auch erklärt, wie es zu diesem Ereignis kommen konnte. Es wird vermutet, dass die während dem Paddeln auf dem Surfbrett entstehenden Geräusche den Hai neugierig gemacht haben. Verletzte Tiere plantschen gewöhnlich im Wasser, der Hai hat instinktiv nach Nahrung Ausschau gehalten und sich dabei in der Leash des Surfers verfangen. Damit wird ihm kein blutrünstiger Angriff unterstellt.

Konditionierte Assoziationen erleichtern uns das Leben. Man lernt sinnvollerweise, dass man heiße Platten besser nicht anfasst und bei einer roten Ampel stehen bleibt. Wenn man eine Sprache gelernt hat, ist man in der Lage, einen flüssigen Satz zu sprechen. Man muss nicht mehr überlegen, ob es „ich gehe" oder „ich ging" heißt. Während des Sprechens werden im Hintergrund bereits Assoziationskreise aktiviert, die uns einen Teil des sprachlichen Denkens unbewusst abnehmen. Wollen wir etwas mitteilen, können wir uns bestimmte Gedanken und wie wir sie ausdrücken wollen zurechtlegen. Während wir dann das, was wir mitteilen wollen, aussprechen, halten sich unsere Gedanken aber nicht immer an unseren willentlichen Entwurf. Es ist nahezu unmöglich, die genaue Wortwahl oder die Sprachmelodie im Voraus zu planen.

Assoziationen sind überwiegend lern- und erfahrungsabhängig. Sie sind vom kulturellen Lebenskontext beeinflusst, gleichzeitig gibt es Assoziationen, die in allen Kulturen existieren und die keiner besonderen Lernerfahrung bedürfen, wie beispielsweise ein lauter Knall als plötzliches Gefahrensignal.

Bei Menschen, die in einem ähnlichen Kulturkreis unter vergleichbaren Bedingungen aufgewachsen sind, sind Assoziationskreise ähnlich (Ambühl 2011). So antworten die meisten, wenn man sie nach einer spontanen Assoziation auf das Wort „schwarz" fragt, mit dem Wort „weiß" oder auf das Wort „Hammer" spontan mit „Nagel". Es gibt auch individuelle Assoziationen: Ein Informatiker wird mit dem Wort „Netz" spontan das Internet, ein Fischer hingegen ein „Fischernetz" assoziieren.

Eine Mutter, die unter einer Zwangsstörung leidet und aggressive Zwangsgedanken gegenüber ihrem Kind hat, wird beim Anblick eines Messers eine Horrorvision haben. Assoziationen mit Löffel und Gabel oder das Schneiden einer leckeren Torte werden ihr kaum spontan in den Sinn kommen. Solche Assoziationen bestehen vermutlich schon, sind aber in der Verknüpfungsstärke abgeschwächt, da Zwangserkrankte in der Regel sehr einseitige gedankliche Verknüpfungen haben (Moritz und Hauschildt 2016).

▶ **Wichtig** Was im Gehirn immer wieder gleichzeitig aktiviert wird, wächst zusammen.

Nach einer vertieften Auseinandersetzung mit Assoziationen und wie sie entstehen, wenden wir uns jetzt tabuisierten Inhalten von Gedanken zu. In Alltagsgesprächen äußern wir in der Regel keine gewaltvollen abartigen oder unmoralischen Gedanken.

Bilder, die mit Schrecken arbeiten, finden in der Kunst, Literatur und Unterhaltungsindustrie Resonanz, dort werden sie nicht tabuisiert. Stephen King, der König des Horrors wie er gerne medial genannt wird, hat geschätzte 350 Mio. Bücher verkauft, von denen viele verfilmt wurden. Mit dem Werk „Carrie" wurde er 1974 berühmt. Die Hauptfigur ist ein traumatisiertes Mädchen, das telekinetische Fähigkeiten besitzt und in ihrer Rache und Zerstörungswut schließlich eine ganze Schule abbrennen lässt. Spätestens seit Erscheinung von „ES" assoziieren Menschen, die diesen Film gesehen haben, mit einem Clown nicht mehr zwingend nur eine Zirkusvorstellung. „ES" wurde zum kommerziell erfolgreichsten Horrorfilm aller Zeiten. Die Mehrzahl der Bücher von Stephen King drehen sich um Horror und das Übernatürliche.

Das Spiel mit Assoziationen kann auch humorvolle Dinge schaffen. So etwa in Cartoons. Zu Beginn der Corona- Pandemie wurde die Zwei-Meter-Regel eingeführt. Ein Cartoon illustriert eine Krankenschwesternfortbildung, in der die Schwestern lernen, unter Anwendung der Zwei-Meter-Regel Zäpfchen zu applizieren. Der Patient steht gebückt mit entblößtem Hinterteil, die Schwestern lernen mit der Steinschleuder das Zäpfchen zu applizieren. Im Kontext eines Cartoons können wir darüber lachen, da dieser keinen Realitätsbezug hat. Im Arbeitsalltag entspricht es nicht unseren ethischen Werten, Menschen dermaßen unwürdig zu behandeln.

Kreative Geistesblitze aller Art sagen nichts über die Persönlichkeit eines Menschen, seine Absichten und Werte aus. Es sind nur Gedanken und keine Eigenschaften oder typischen Persönlichkeitsmerkmale. Hingegen können an unserem Verhalten, an den Entscheidungen, die wir treffen, Rückschlüsse auf uns als Person gezogen werden, weil wir uns dabei an unseren Werten und motivationalen Zielen orientieren (Grawe 2004).

„Ein von Herzen gefasster Entschluss ist gewissermaßen die Bestätigung der Konsistenz mit meinen höchsten Werten" (Grawe 2004, Neuropsychotherapie, S. 123).

Gedanken kommen und gehen, die meisten Gedanken verflüchtigen sich innerhalb weniger Millisekunden von selbst, wenn man ihnen keine Beachtung schenkt. Bei Menschen mit Zwangsstörungen verflüchtigen sich die aufdringlichen Gedanken nicht wieder, im Gegenteil, sie werden immer zahlreicher und beginnen sich zu verfestigen. Deshalb spricht man von Zwangsgedanken.

Literatur

Aitchison J (2012) Words in the mind. An introduction to the mental lexicon. 4., Aufl. Wiley, New York, NY.

Ambühl H (2011) Frei werden von Zwangsgedanken, 3. Aufl. Patmos, Ostfildern

Bermeitinger C (2016) Priming. In: Psychology and mental Health: Concepts, methodologies, tools, and applications. IGI Global, S 42–88.

Collins AM, Loftus EF (1975) A spreading-activation theory of semantic processing. Psychological Review 82 (6):407–428

Grawe K (2004) Neuropsychotherapie. Hogrefe, Göttingen, Bern

Miller GA (1993) Wörter: Streifzüge durch die Psycholinguistik. Spektrum Akad. Verlag, Heidelberg

Moritz S, Hauschildt M (2016) Denkverzerrung 7: Vergiften die Zwänge die Gedanken? Das Netzwerk des Zwangs. In: Erfolgreich gegen Zwangsstörungen. Springer, Heidelberg, S 97–104

Rike Kremer- Obrock (2017) Angst vor Haien? Interview Sharkproject Deutschland Ozeankind. YouTube. https://www.youtube.com/watch?v=_lLcPhhqjVs&t=3s

Schröger E, Grimm S, Müller D (2022) Biologische Psychologie. 2. Auflage 2022. Springer Berlin; Springer (Basiswissen Psychologie), Berlin

Spitzer M (1996) Geist im Netz. Modelle für Lernen, Denken und Handeln. Spektrum Akad. Verlag, Heidelberg

Wahl K, Kordon A, Kuelz KA, Voderholzer U, Hohagen F, Zurowski B (2010) Obsessive-Compulsive Disorder (OCD) is still an unrecognised disorder: a study on the recognition of OCD in psychiatric outpatients. European Psychiatry 25(7):374–377. https://doi.org/10.1016/j.eurpsy.2009.12.003

Winston SM, Seif MN (2018) Tyrannen in meinem Kopf. Zwangsgedanken überwinden – ein Selbsthilfeprogramm. Junfermann Verlag (Reihe Aktuelle Lebensgestaltung Zwangsgedanken), Paderborn

World Health Organization (1999) The "newly defined" burden of mental problems. Fact Sheets, Geneva, 217

Die Vielfalt von Zwangsgedanken

2

Zusammenfassung

Zwangsgedanken drehen sich oft um Themen wie Ansteckung, Verschmutzung, Gewalt, Beziehung, Sexualität und Religion. Man unterscheidet drei Erscheinungsformen von Zwangsgedanken: angstmachende Impulse, Bilder und Befürchtungen. Gedankliche Zwangsimpulse zählen zu den schlimmsten Formen von Zwangsgedanken. Inhaltlich betreffen Zwangsimpulse meist aggressive, sexuelle oder blasphemische Gedanken, die besonders scham- und schuldbehaftet sind. Daher fällt es Betroffenen schwer, darüber zu sprechen. Hilfreiche Interventionen zeigen Betroffenen auf, dass ihre Zwangsgedanken wohl in ihrem Kopf existieren, doch nichts über ihre Handlungsmotive aussagen. Von Zwangsgedanken geht keine Gefahr aus. Einen Zwangsgedanken von einem mentalen Ritual wie Grübeln zu unterscheiden, ist anspruchsvoll. Für die praktische Arbeit mit Betroffenen ist diese Unterscheidung aber wesentlich, weil das jeweilige Symptom einen anderen Umgang erfordert. Löst ein Gedanke Angst oder Unruhe aus bzw. ist er aktivierend, ist es ein Zwangsgedanke. Ein mentales Ritual folgt als Reaktion auf einen Zwangsgedanken und wirkt kurzfristig beruhigend.

Zwangsgedanken drehen sich oft um typische Themen wie Ansteckung, Verschmutzung, Gewalt, Sexualität und Religion.

Allerdings ist es nicht sinnvoll, Zwangsgedanken in inhaltliche Kategorien zu unterteilen. Dadurch könnte der Eindruck entstehen, dass sich Zwangsgedanken nur auf typische Themen beziehen und dass der Inhalt der Gedanken für die Therapie wichtig ist. Zwangsgedanken können sich jedoch darüber hinaus auf alles beziehen. Die Therapieverfahren bleiben prinzipiell immer gleich, egal, um welchen Inhalt es sich handelt. Dieser ist nicht wichtig, macht aber verständlich, weshalb sich die Menschen dafür schämen. Für Fachpersonen ist es hilfreich,

I. Mikic, *Zwangsstörung und Zwangshandlungen*,
https://doi.org/10.1007/978-3-662-65749-2_2

wenn sie verschiedene Beispiele von Zwangsgedanken schon einmal gehört haben,
da es ihnen dann auch leichter fällt, diese als Zwangsgedanken zu erkennen.

Wie können Zwangsgedanken von bloßen Gedanken unterschieden werden?

Charakteristische Eigenschaften, die erfüllt sein müssen, damit wir von Zwangsgedanken sprechen können:

- Gedanken, Vorstellungen und Bilder, die ins Bewusstsein „einschießen" und
  schwer abgestellt werden können, auch wenn die Person sie als sinnlos und
  unangemessen erachtet. Sie lösen oft Angst oder Unbehagen aus.
- Die Person erkennt, dass die Zwangsgedanken, Impulse oder Vorstellungen ein
  Produkt des eigenen Geistes sind (nicht von außen auferlegt wie bei Gedanken-
  eingebung).
- Die Gedanken sind unerwünscht, lösen inneren Widerstand aus und können
  schwer kontrolliert werden. Wie bei einem Ohrwurm.
- Die Gedanken sind nicht übertriebene Sorgen über reale Lebensprobleme.

Es lassen sich unterschiedliche Erscheinungsformen von Zwangsgedanken unterscheiden:

Sie können sich als Angst machende Impulse (vor den Zug springen), als
Befürchtungen und Zweifel äußern (Könnte ich meine kleine Schwester verletzt
haben, was wenn ich die Kontrolle verliere?) und als aufdringliche Vorstellungen
(Bilder von Gräbern, in denen geliebte Personen liegen) äußern.

2.1   Inhalte von Zwangsgedanken

Ansteckung, Verschmutzung

> **Beispiel**
>
> Frau Korzepa, 45 Jahre alt, arbeitet als Unternehmensberaterin und ist allein-
> stehend. Sie leidet unter der Zwangsbefürchtung sich mit HIV anstecken zu
> können beziehungsweise diese ansteckende Erkrankung weiter zu übertragen
> und einer nahestehenden Person damit zu schaden. So etwa ihrer Nichte, die
> sie sehr liebt. Um ein mögliches Unheil abzuwenden, scannt sie immer ihre
> Umgebung nach Besonderheiten ab, die sie mit Blut und Sperma assoziiert.
> So zum Beispiel gebrauchte Kondome, Taschentücher und Spritzen. Begegnet
> sie Obdachlosen oder Drogenabhängigen, muss sie sofort die Straßenseite
> wechseln. Entdeckt sie einen weißen oder dunklen Fleck auf dem Asphalt,
> springen ihre Alarmglocken an, da sie diesen mit Blut oder Sperma assoziiert.
> Sie gerät dann in starke Anspannung bis hin zu Panik und kann nichts anderes
> mehr denken als: „Oh Gott, ich bin vielleicht in Berührung mit diesem
> braunen Fleck auf dem Asphalt gekommen, das könnte getrocknetes Blut sein,

darin könnten HIV-Viren sein, das ist sehr gefährlich!" – selbst wenn dieser Punkt zwei Meter entfernt und ihr klar ist, dass sie damit nicht in Berührung gekommen ist. Trotzdem fühlt es sich so an, als habe sich etwas auf sie übertragen. Sie verspürt dann den Drang, ihre Kleider möglichst schnell zu wechseln. Zu Hause angekommen, müssen alle Kleider und auch ihre Handtasche sofort gewaschen werden.

Lange schon verzichtet sie deshalb auf teure Taschen, da diese durch das viele Waschen rasch kaputtgehen. Im öffentlichen Raum setzt sie sich nie auf eine Bank und ist bedacht, mit nichts in Berührung zu kommen. Sie leidet darunter, dass sie sich von ihrer Nichte distanzieren muss. Regelmäßig lässt sie bei ihrem Hausarzt ihr Blut auf HIV testen. Auf das Testergebnis zu warten, löst zusätzlichen Stress aus. Kurzfristig ist sie von einem negativen Test beruhigt, nach ein paar Tagen ist die Unsicherheit wieder da: „Was, wenn ich mich mit HIV angesteckt habe?" ◄

Der Zwangsgedanke spiegelt immer einen überkritischen Blick auf sich selbst und die eigenen Handlungen. Er dreht sich nicht nur um eine mögliche Ansteckung mit dem HIV-Virus an sich. Darüber hinaus geht es um die bedeutsamere Frage, ob der Betroffene eine Krankheit weiterübertragen und sich dadurch schuldig gemacht hat. Wie im Beispiel illustriert, beziehen sich Zwangsgedanken häufig auf geliebte Menschen, denen man nie etwas antun möchte. Für ein besseres Verständnis ist daher empfehlenswert, die Betroffenen nach den Befürchtungen hinter den Befürchtungen zu fragen. Beispielsweise so:

▶ **Tipp**
Befürchtungen zu Ende denken:
    „Was würde es für Sie bedeuten, wenn Sie ihre Nichte mit HIV anstecken würden?"
    Betroffene: „Ich wäre schuld an der Erkrankung der Kleinen und könnte das nie wieder gut machen. Mit dieser Schuld kann ich nicht leben."
    „Wie geht es dann weiter für Sie? Welche Befürchtungen haben Sie noch?"
    Betroffene: „Die Menschen würden sich von mir abwenden und ich würde in der totalen Isolation oder Einsamkeit enden. Das wäre grausam."
    Häufig werden hinter Zwangsbefürchtungen soziale Ängste wie ausgegrenzt oder verspottet zu werden befürchtet.
    Betroffene können solche Fragen nicht immer sofort beantworten, da sie sich diese nie gestellt haben. Lassen Sie ihnen einen Moment Zeit.

Betroffen berichten häufig über ein gestörtes Verhältnis zu sich selbst. Sie durchleben viele Momente, die von Depersonalisationserscheinungen gekennzeichnet sind. Das ist ein unangenehmer Entfremdungszustand, der eine veränderte Wahrnehmung sich selbst gegenüber meint. „Das wiederholte Auftreten von Zwangsgedanken hat dazu geführt, dass sie sich gewissermaßen selber nicht mehr über den Weg trauen. Dadurch sind sie in einem starken Masse von sich selber entfremdet" (Hofmann und Hofman 2005, S. 176).

Um das Ich-Erleben zu stärken, bieten sich Wahrnehmungsübungen an. Zum Beispiel das Wahrnehmen von einzelnen Teilen des eigenen Körpers, sog. Body-Scan-Übungen. Der Betroffene konzentriert sich für 15 s auf einen bestimmten Körperteil, wie die rechte Hand oder das linke Bein. Dabei versucht er, sich das Körperteil intensiv als zu sich selbst gehörend zu erleben.

Weshalb liegen im öffentlichen Raum so viele gebrauchte Kondome? Oder: Scheuklappen öffnen?

Betroffene mit der Befürchtung einer HIV-Ansteckung berichten in Gesprächen oft, dass sie immer wieder gebrauchte Kondome im öffentlichen Raum entdecken. Nach solch einem Gespräch mit einem Patienten ist es durchaus möglich, dass man anschließend selbst erstmals ein gebrauchtes Kondom irgendwo überraschenderweise wahrnimmt. Reize, die im Fokus der Aufmerksamkeit sind, werden schneller entdeckt oder erkannt.

Die selektive Aufmerksamkeit der Betroffenen ist auf die Abwendung von möglichen Gefahren fokussiert. Im Beispiel oben bewegt sich die Betroffene mit Blick nach unten auf die Straße gerichtet, darauf konzentriert, möglichst viele Gefahren zu entdecken. Wie mit Scheuklappen nimmt sie kaum etwas anderes in der Umgebung wahr. Dies ist mit großer Anstrengung verbunden und verstärkt die Ängste zusätzlich.

Es ist empfehlenswert, mit Betroffenen gemeinsam unterwegs zu sein. Man erfährt dadurch wesentlich mehr über ihre Zwangsstörung und die damit verbundenen Einschränkungen. Um Anspannung und Ängste unterwegs zu entlasten, ist es sinnvoll die Strategie „Scheuklappen öffnen" anzuwenden - wie im folgenden Tipp beschrieben wird.

▶   Grundsätzlich geht es darum, dass die Betroffenen üben, ihren Blick zu
     erweitern. Im Fall dieses Beispiels könnte die Betroffene üben, den Blick
     beim Gehen nicht gesenkt auf dem Boden zu halten, sondern beispiels-
     weise weit nach vorne zu richten. Das ist für die Menschen oft schwer,
     da sie in diesem Moment gefühlt einen Teil der Kontrolle abgeben.
     Sie können eine solche Übung auf einem gemeinsamen Spaziergang
     anleiten – indem Sie die Betroffene ermutigen, den Blick vorne zu
     halten und im Sinne einer Achtsamkeitsübung alles zu benennen, was
     sie sieht: einen Baum, den See, die Vögel. Das kann man etappenweise
     machen, mal 20 m und dann weiter ausbauen.

Weitere Beispiele von Zwangsgedanken

- Der Gedanke, mit Kot oder Urin in Kontakt zu kommen und diese weiter zu übertragen.
- Der Gedanke in Kontakt mit Sperma zu kommen und dieses ohne Geschlechtsakt weiter zu übertragen und jemanden damit zu schwängern.

Aggressive Zwangsgedanken

Beispiel

Herr von Arx, 47 Jahre alt, lebt nach zehn Jahren Singledasein in einer Partnerschaft. Er und seine Partnerin planen ihre Hochzeit in einem Jahr. Er leidet unter dem Zwangsgedanken, dass er seine Partnerin nachts mit einem Kissen ersticken könnte. Diese Gedanken sind grausam für ihn, da er seine Partnerin liebt und dafür dankbar ist endlich in einer Partnerschaft zu leben. Er hat Schwierigkeiten einzuschlafen, weil er mit seinen Zwangsgedanken und damit, sich zu beruhigen, beschäftigt ist. Der einschießende Zwangsgedanke löst starke Ängste, Anspannung und Schuldgefühle aus und zieht stundenlanges Grübeln nach sich. Als Reaktion auf den Gedanken, wiederholt er immer wieder den Satz: „Ich liebe meine Partnerin so sehr. Das würde ich ihr nie antun. Wieso habe ich nur diesen schrecklichen Gedanken? Eine solche Tat wäre fürchterlich. Was hat das zu bedeuten? Ich darf das nicht denken." Obwohl er in seiner Vergangenheit nie gewalttätig war und keiner Fliege etwas zu leide tun könnte, verunsichert ihn der Gedanke sehr. Es plagen ihn durchgehend Schuld- und Schamgefühle, er kauft seiner Partnerin regelmäßig Geschenke, um sich von dieser Schuld zu entlasten. Immer häufiger schläft er im Wohnzimmer vor dem Fernseher ein und vermeidet es, mit seiner Partnerin im Bett zu schlafen. ◄

Gedankliche Zwangsimpulse zählen zu den schlimmsten Formen von Zwangsgedanken. Inhaltlich betreffen Zwangsimpulse meist aggressive, sexuelle oder blasphemische Gedanken. Diese sind für Betroffene extrem belastend, weil sie einerseits über den Inhalt erschrecken und andererseits darüber, dass sie überhaupt solche Gedanken haben. Auch wenn sie wissen, dass sie solch eine Tat nie begehen würden, sind sie durch diese Gedanken zutiefst verunsichert. Sie versuchen daher, jede Situation zu vermeiden, die in Bezug auf den Zwangsgedanken riskant und gefährlich erscheint. Im Beispiel oben ist das der gemeinsame Schlafplatz.

Auf der kognitiven Ebene reagiert Herr von Arx auf den Zwangsgedanken mit mentalen Ritualen: Er wiederholt immer wieder, dass er seine Frau so sehr liebe oder verliert sich im zwanghaften Grübeln in der Hoffnung, eine Lösung für das Problem zu finden. Er versucht herauszufinden, was er tun kann, um Schlimmes zu verhindern und will unbedingt verstehen, weshalb er diesen Gedanken hat. Betroffene versuchen sich gedanklich immer wieder an vergangene Erlebnisse zu erinnern und hinterfragen diese auf mögliche Hinweise auf ein damals schon verdächtiges Verhalten: War das ein liebevoller Klatsch, den ich meinem Kind gegeben habe oder war das schon Kindsverletzung?

▶ Zwangsgedanken drücken fast immer drastische Inhalte aus. Es geht dabei nie um ein verzeihbares Fehlverhalten, sondern um lebensbedrohliche Taten, die mit den Werten der Betroffenen unvereinbar sind.

Wie geht man in der Beratung und Behandlung mit Zwangsgedanken um?

In einem ersten Schritt geht es darum zu lernen, eine Distanz zu Zwangsgedanken aufzubauen. Das wird erreicht, indem man lernt, den Zwangsgedanken als solchen zu identifizieren, ihn zu benennen und dann schließlich loslassen zu können.

Um Zwangsgedanken von bloßen Gedanken zu unterscheiden, brauchen Klienten häufig Unterstützung. Hilfreich dabei ist die Aufzählung typischer Charakteristika von Zwangsgedanken.

Um einen belastenden Zwangsgedanken loszulassen, eignen sich Imaginationen wie beispielsweise den Gedanken auf eine Wolke zu projizieren und weiterziehen zu lassen. In diesem Zusammenhang muss man darauf hinweisen, dass das einfacher gesagt als getan ist. Und schlussendlich muss man sagen, dass Imaginationen nicht allen menschlich zugänglich sind- und dann muss man andere Bewältigungsstrategien finden.

Hindernisse, die im Umgang mit Zwangsgedanken entstehen können

Herr von Arx konnte mit der Vorstellung, seine Zwangsgedanken auf eine vorübergehende Wolke zu projizieren, nicht viel anfangen. Er war eher ein technischer Typ und hatte sich für ein Bild eines vorüberziehenden Dampfschiffes auf dem Ozean entschieden. Eine Woche später fragte ich ihn, wie es ihm mit der Umsetzung der Übung ergangen sei. Er meinte, ihm sei aufgefallen, dass er zunehmend angefangen habe, über Dampfschiffe nachzudenken. Die Zwangsgedanken hatte er nicht mit dem Dampfschiff weiterziehen lassen, sondern über Dampfschiffe nachgegrübelt. Er wob die Übung in seine Symptome ein.

Für Betroffene mit einer Tendenz zum Grübel beziehungsweise solche, die sich sehr gerne mit Denken beschäftigen, sind solche Übungen nicht leicht. Grundsätzlich müssen diese Übungen von Fachpersonen gut eingeführt werden, man leitet sie an und wiederholt sie bis es Betroffenen gelingt, diese selbständig durchzuführen.

Für Fachpersonen ist es manchmal schwierig, einen Zwangsgedanken von einem mentalen Ritual wie Grübeln zu unterscheiden. Für die praktische Arbeit mit Betroffenen ist diese Unterscheidung aber wesentlich, weil der Umgang mit dem Symptom ein anderer ist. Daraus leiten sich unterschiedliche Interventionen ab. Beim Zwangsgedanken muss ich akzeptierend arbeiten, und beim mentalen Ritual nicht.

▶ Löst ein Gedanke Angst oder Unruhe aus, ist er *aktivierend,* dann ist es ein Zwangsgedanke. Ein mentales Ritual folgt als Reaktion auf einen Zwangsgedanken und wirkt kurzfristig *beruhigend.*

Ein wesentlicher Unterschied zwischen Interventionen bei Zwangsgedanken und mentalen Ritualen besteht darin, dass man sich für oder gegen das Denken eines Zwangsgedanken nicht entscheiden kann. Zwangsgedanken schießen blitzartig ins Bewusstsein, dieser Vorgang ist nicht steuerbar. Hingegen kann bewusst entschieden werden, wie man auf den Zwangsgedanken reagiert. Die Aufmerksamkeit kann bewusst gelenkt werden, wie beispielsweise auf eine Tätigkeit im Hier und Jetzt. In Kap. 4 werden Strategien im Umgang mit Zwangsgedanken vertieft vorgestellt.

Ein empfehlenswertes Buch für Betroffene, das ausschließlich Zwangsgedanken und Distanzierungstechniken thematisiert ist:

▶   Tyrannen in meinem Kopf von Winston und Seif (2018), ist als Buch
    und Hörbuch erhältlich. Ein Selbsthilfebuch zu Zwangsgedanken für
    Betroffene als auch Fachpersonen.

Aggressive Zwangsimpulse können auch gegen sich selbst gerichtet sein, wie das nächste Beispiel verdeutlicht.

Beispiel

Frau Käser ist 32 Jahre alt, glücklich verheiratet und arbeitet als Krankenschwester. Ein lebensfroher Mensch, keine depressive Episode. Auf dem Weg zur Arbeit habe sie am Bahnsteig plötzlich Angst bekommen. Ein gedanklicher Impuls, sie könne vor den einfahrenden Zug springen. Sie hat Panik bekommen, sofort kehrt gemacht und ist umgehend nach Hause zurück. Sie musste weinen, fühlte sich verunsichert. „Was, wenn ich irgendwann durchdrehe und mich wirklich mal vor den Zug werfe? Ich möchte doch gar nicht sterben, lebe gerne. Oder möchte ich unbewusst vielleicht doch? Was hat das zu bedeuten? Was ist los mit mir?" Die Zwangsgedanken nehmen stetig zu und aus Angst, dem Impuls nachgeben zu können, meidet sie inzwischen Bahnhöfe, Hochhäuser und Brücken. Am liebsten ist sie mit ihrem Mann oder Freunden unterwegs, da sie sich dann sicher fühlt. ◀

Solch aggressive Zwangsimpulse gehen in der Regel mit einem starken Affekt einher, meist heftiges Erschrecken mit darauffolgender Angst bis hin zu Panik.

Wie lässt sich unterscheiden, ob es sich bei einer Person tatsächlich um eine suizidale Absicht oder einen angstmachenden Impuls handelt? Bei Zwangsimpulsen steht die Angst vor einem Kontrollverlust im Vordergrund. Etwa, dass man etwas tun könnte, das man im Grunde nicht möchte. Frau Käser möchte nicht sterben, sie ist auch nicht lebensmüde oder depressiv.

Hilfreiche Interventionen zielen darauf ab, Betroffenen aufzuzeigen, dass ihre Zwangsgedanken wohl in ihrem Kopf existieren, aber nichts über ihre Handlungsmotive aussagen. Die angstvoll erlebten Zwangsgedanken repräsentieren genau das Gegenteil. Wer den Zwangsgedanken hat, er könne sein Kind töten, der liebt sein Kind uneingeschränkt. Wer den Zwangsgedanken hat, er könne gegen seinen

Willen unter plötzlichen Verlust seines Verstandes impulsiv aus dem Fenster stürzen, liebt das Leben und will mehr davon. Menschen, die impulsiv sind, handeln erst und denken später. Menschen mit Zwangsgedanken denken zu viel über alles nach und wägen ihre Handlungen ab bis dahin, dass ihre Handlungen Entscheidung sogar blockieren können (Winston und Seif 2018).

▶   „Alles muss versteckt sein"- ein Thriller von Wiebke Lorenz. Sie selbst ist
      von aggressiven Zwangsgedanken gegenüber Kindern betroffen.

Eine publizierte Studie aus den USA untersuchte Komplikationen und Nebenwirkungen von Expositionsbehandlungen bei Zwangsstörungen. Alle Therapeuten, die an der Studie teilnahmen, waren therapieerfahren in der Behandlung von Zwangsstörungen und arbeiteten durchschnittlich seit elf Jahren mit Betroffenen einer Zwangsstörung. Die Studie zeigte, dass in keinem der Fälle ein Patient aggressive Zwangsgedanken in die Tat umsetzte (Schneider et al. 2020).

Die Wahrscheinlichkeit, dass Betroffene Zwangsbefürchtungen umsetzen könnten, ist nicht größer als bei allen anderen Menschen ohne Zwänge. Sie ist extrem unwahrscheinlich, aber eben auch nicht bei 0 %. Wie überall im Leben gibt es keine 100 %-ige Sicherheit.

Weitere Beispiele von aggressiven Zwangsgedanken:

- Bilder mit gewalttätigen Inhalten
- Die Befürchtung, jemanden versehentlich zu vergiften (beispielsweise mit Haushaltsmittel, Medikamenten, giftigen Pflanzen)
- Die Befürchtung, jemanden versehentlich angefahren oder überfahren zu haben

Sexuelle Zwangsgedanken

Beispiel

Herr Röseler hat soeben seinen Lehrabschluss gemacht. Er ist in einer Partnerschaft mit einer Frau, die er sehr liebt. Sie überlegen, ob sie zusammenziehen. Er leidet vorwiegend unter sexuellen Zwangsgedanken. Den ersten sexuellen Zwangsgedanken hatte er während einer Busfahrt. Eine Mutter setzte sich mit ihrer kleinen Tochter ihm gegenüber. Das Mädchen trug einen bunten Rock, der ihm sofort auffiel. Plötzlich blitzte der Gedanke auf: „Habe ich diesem Mädchen auf die Beine gestarrt? Was, wenn das bedeutet, ich bin pädophil? Ich muss sofort wegschauen. Jemand könnte mich beobachten und erwischt haben, und mich als ‚Pädo' beschimpfen. Das wäre einfach nur fürchterlich." Ganz angestrengt versucht er in die andere Richtung zu starren und sich körperlich abzuwenden. Fortan schaut er immer weg, wenn er unterwegs ist und Kinder sieht. Sieht er auf Social Media zufällig Fotos von Kinderbildern, erschrickt er sofort und hat Schuldgefühle. Er achtet dann auf Regungen seines Körpers, um festzustellen, ob ihn das sexuell erregt hat. Mit der Beobachtung nicht erregt zu sein, argumentiert er gegen die Zwangsbefürchtung. Bei der Selbstbefriedigung taucht manchmal plötzlich das Bild von einem Kind auf. Das törnt ihn total ab und löst Schuldgefühle aus. Oft ist er verzweifelt und versucht, vergangene Erlebnisse zu rekonstruieren. Dabei achtet er auf ihm verdächtig anscheinende Anzeichen, prüft sich quasi selbst. „Wie war nochmals die Situation im Bus, wie habe ich mich verhalten? Ich könnte ein Perverser sein." Manchmal versucht er jahrelang zurückliegende Erlebnisse zu rekapitulieren. So denkt er stundenlang darüber nach, wie alt etwa die Protagonisten waren. „Waren sie jünger als 14? Habe ich Kinderpornografie konsumiert?" ◄

Vermeidungsstrategien schränken Betroffene in ihrem Alltag mehr oder weniger ein. Kinderspielplätze werden vermieden, das eigene Kind nicht mehr gewickelt oder berührt. Zwangsgedanken treten häufig in Form von Fragen oder einem Konjunktiv auf. Der Zwangsgedanke lautet nicht: Ich habe dem Mädchen auf den Rock gestarrt und bin deshalb pädophil. Er lautet: „Was, wenn ich dem Mädchen auf die Beine gestarrt habe? Was, wenn ich pädophil bin? Ich könnte Kinderpornografie konsumiert haben. Vielleicht bin ich in Wirklichkeit ein abscheulicher Mensch, ohne mir darüber bewusst zu sein." Zwangsgedanken drücken immer eine Verdächtigung gegen die eigene Person aus, die sich selbstverunsichernd auswirkt. Daher versuchen Zwangserkrankte möglichst, absolute Sicherheit darüber zu gewinnen, dass der Verdacht sich nicht als richtig erweist. Im obigen Beispiel ist es die Rekonstruktion vergangener Erlebnisse und die Beobachtung von körperlichen Reaktionen. Quälende Zweifel an der Selbsteinschätzung, Zweifel an der Wahrnehmung und Zweifel über die eigenen Handlungen werden zermürbend. Zwangserkrankte stellen sich dann die Frage, ob die willentliche Kontrolle der eigenen Handlungen gegeben ist. „Was, wenn ich wirklich mal etwas tue, was ich eigentlich gar nicht möchte?" Sie sind verunsichert über die Einschätzung der eigenen Motivlage. „Was, wenn ich insgeheim doch dem Mädchen auf die Beine schauen wollte und es nicht ein Zufall war. Vielleicht bin ich doch ein unmoralischer Mensch und bin es mir einfach nicht bewusst."

Als Fachperson kann es herausfordernd sein, mit solch starken zermürbenden Zweifeln konfrontiert zu sein. Zum einen sind die Verzweiflung und die Verunsicherung der Betroffenen so spürbar oder man ist sich selber nicht sicher, ob jemand nicht doch pädophile Neigungen hat. Zu dem Zeitpunkt weiß man selber, dass es sich um eine Person mit Zwangsgedanken handelt, aber die Verunsicherung des Gegenübers verunsichert einen selber, sodass man selbst darüber nachdenkt, ob er nicht vielleicht doch pädophile Neigungen hat? Oder Fachpersonen fragen sich, welche unbewussten Aspekte hinter diesen Gedanken liegen.

Ein Artikel, erschienen unter dem Titel *Aggressive und sexuelle Zwangsgedanken - Ausdruck unbewusster Wünsche?* setzt sich mit diesen Fragen auseinander. Der Autor Thomas Hillebrand (2019) ist ein erfahrener Zwangsexperte. Er argumentiert, Zwangsgedanken sind nicht unbewusst. Da sie mit ausgeprägter Klarheit und Vehemenz ins Bewusstsein schießen, müssen sie folglich als „überbewusst" verstanden werden. Aggressive oder sexuelle Zwangsgedanken können folglich nicht als Ausdruck eines unbewussten Triebs verstanden werden. Die Reaktion auf einen Zwangsgedanken in Form von regulierenden Zwangshandlungen weist vielmehr darauf hin, dass Zwangsgedanken nicht unbewusster Natur sind.

Hillebrand (2019) weist weiter darauf hin, dass es höchst problematisch ist, wenn eine Fachperson Zweifel bezüglich der Zwangsgedanken und damit einhergehend am Charakter des Betroffenen äußert. Dadurch steigt die Verunsicherung und Verzweiflung des Patienten an, denn die Patienten selbst bringen diese Sichtweise mit und damit einen bedeutenden Teil des Bedrohungserlebens und der inneren Verzweiflung. Sie selbst glauben, das Vorhandensein des Gedankens habe eine tieferliegende Bedeutung und sei möglicherweise Ausdruck eines bislang nicht entdeckten Teils ihres Wesens. Die Sichtweise der unterdrückten Triebe entspricht somit einem intuitiven Verständnis der Betroffenen. Auf den Gedanken inhaltlich Bezug zu nehmen, kann dazu führen, dass der Patient den Eindruck gewinnt, dass auch die Fachperson in ihm eine dunkle Seite vermutet.

Auch eine akzeptierende und vorurteilsfreie Haltung gegenüber aggressiven, antisozialen und sexuellen Impulsen sieht er kritisch. Patienten, die derartige Zwangsgedanken haben, verstehen eine solche Äußerung geradezu als Beleg für ihre Befürchtung ein abgrund tief schlechter Mensch mit völlig inakzeptablen Neigungen sein zu können. Ihr Gedanke ist, wenn jemand mit mir darüber wohlwollend spricht, will er mir damit sagen: Es ist nicht schlimm, dass du so bist. So redet man am Thema vorbei, es geht ja nicht um ein reales Phänomen, sondern um einen Zwangsgedanken, der eben gerade keinen realen Bezug hat.

Die Schwierigkeit der Betroffenen, ihr eigenes Selbst zweifelsfrei als solches zu erkennen und zu erleben, stürzt sie in tiefe emotionale Krisen. Es braucht eine klare therapeutische Haltung, die keinen Zweifel an der moralischen Integrität des Patienten trotz Zwangsgedanken aufkommen lässt (Hillebrand 2019).

Weiter unterschieden sich pädophile und paraphile Zwangsgedanken dadurch, dass Zwangspatienten keine Erregung, vielmehr Ekel bei der Vorstellung empfinden sowie Angst und Panik, weil sie diese Gedanken nicht kontrollieren können. Als Fachperson ist es wichtig, diese Unterscheidung zu kennen, weil man dadurch selbst Sicherheit darüber bekommt, dass es hier um eine Zwangserkrankung geht. Weiter ist es wichtig, dass man dieses Wissen nicht für eine Bewältigung zugrunde legt - man also quasi auf die Idee kommt, dass auch dem Patienten dieses Wissen bei der Überprüfung nützt. In der Praxis zeigt sich, dass gerade durch diese Konzentration auf die Genitalien erst die Wahrscheinlichkeit für eine Erregung steigt. Die Patienten nehmen die Erregung wahr und haben auf der Gedankenebene den Gedanken und nehmen diesen als Beweis und können es dann gerade nicht trennen. Oft kontrollieren Betroffene, ob sie von sexuellen Zwangsgedanken erregt werden und fühlen sich beunruhigt, wenn dies der Fall ist und beruhigt, wenn dies nicht der Fall ist. Körperliche Erregungen sind kein Beweis für die Wahrheit der Zwangsgedanken. Das Problem ist, dass alleine das Prüfen von Erregung im Genitalbereich, genau zu solch einer Erregung führen kann (Gordon 2002).

▶ Machen Sie deutlich, dass Ihnen die Schilderungen als Symptome einer Zwangserkrankung bekannt sind (gehen sie also nicht auf das Thema Pädophilie ein, sondern begreifen Sie dieses als Symptom der Zwangserkrankung). Machen Sie auf der Beziehungsebene deutlich, dass sie die Person als moralisch einwandfrei erleben und erkennen, dass die Person unter Zwangsgedanken leidet. Das ist bei dieser Form von Zwangsgedanken sehr wichtig und Sie können das nicht oft genug betonen (Fricke 2021).

Betroffene in einer akuten Krise, also mit starken Zweifeln und fortwährenden Grübeln aufgrund von Zwangsgedanken, schaffen es oft nicht, diesen Teufelskreis selbst zu durchbrechen. Unterstützen Sie Betroffene in einer akuten Situation mit Aufmerksamkeitslenkung, damit sie von den Gedanken wegkommen. Zum Beispiel mit einer Gehmeditation, bei der die Aufmerksamkeit auf die Füße und deren Kontakt zum Boden gelenkt wird. Der Patient soll genau beschreiben, an welchen Stellen der Füße er Bodenkontakt wahrnimmt. Damit wird die Aufmerksamkeit weg vom Denken hin zur Körperwahrnehmung gelenkt. Solche Übungen sind in der Regel sehr entlastend.

▶ Zweifel sind keine Warnungen, sondern Gedanken.

Beispiele von sexuellen Zwangsgedanken

- Der Gedanke an gewalttätigen Sex.
- Der Gedanke an „unnatürliche sexuelle Praktiken" wie Sex mit Tieren, Nekrophilie, Inzest…
- Der Impuls, Bekannte oder Unbekannte sexuell anzufallen.

Religiöse Zwangsgedanken

Beispiel

Herr Habersaat, 22 Jahre alt, Elektriker, fromm, lebt mit seinen Eltern. Er leidet vor allem unter religiösen Zwangsgedanken. Die letzten fünf Tage seien für ihn ein wahrer Albtraum gewesen. Plötzlich habe sich ihm ein Gedanke aufgedrängt „Ich bin mächtiger als Gott." Er habe panische Angst bekommen. Sich über Gott zu erhöhen- sei die schlimmste Sünde, eine Todessünde, unverzeihlich. Satan Luzifer glaubte mächtiger zu sein als Gott und hat sich über ihn erhöht und Gott damit herausgefordert. Der Gedanke sei nicht nur ungehorsam, sondern verbinde mit Satan selbst. „Das ist die schlimmstmögliche Sünde, wenn du Gott verleugnest oder das Gefühl hast, größer als Gott zu sein. Ich bin vom Teufel besessen. Der Teufel ist in mir, er sagt mir, dass ich das denken muss. Gott vergibt alle Sünden, außer du wendest dich gegen ihn." Herr Habersaat hat Angst, dass ihm dadurch sein ersehnter Familienwunsch in diesem Leben verwehrt wird. Er hat Stunden mit exzessivem Beten verbracht, um sich von seiner Schuld zu entlasten und Gott zu besänftigen. ◄

Zwangsgedanken „bedrohen" immer wichtige Werte im Leben einer Person. Blasphemische Zwangsgedanken haben nur Menschen, die fromm und sehr gläubig sind. Blasphemie bedeutet Gotteslästerung, Rufschädigung, es ist das Verhöhnen oder Verfluchen bestimmter Glaubensinhalte einer Religion oder eines Glaubensbekenntnisses.

Eine wenig untersuchte Ausprägung sind religiös-moralische Zwänge. Wer darunter leidet, hat ständig Angst vor Verfehlungen und davor, sich dadurch zu versündigen. Die Betroffenen leiden unter Angst vor ewiger Verdammnis, Scham- und Schuldgefühlen und unterziehen sich häufig ritualisierten Zwangshandlungen (z. B. Waschrituale, Gebete).

Religiöse Zwänge treten häufig in Kombination mit moralischen, magischen oder sexuellen Zwängen auf. Menschen mit religiösen Zwängen wenden sich vorwiegend an die Seelsorge. Pfarrer stellen für sie Respektpersonen dar. Empfiehlt die Seelsorge aufgrund der Zwangsstörung zusätzlich psychiatrisch-psychotherapeutische Hilfe zu suchen, nehmen Betroffene das ernst. Herr Habersaat etwa hat sich auf Anraten einer Seelsorgerin an mich gewandt, um an seinen Zwängen zu arbeiten. Günstig ist es, wenn derart Betroffene von einem Seelsorger und einer psychotherapeutischen Fachperson begleitet werden. Die psychiatrisch-psychotherapeutischen Fachpersonen können an der Zwangssymptomatik arbeiten, die Seelsorge thematisiert mit Betroffenen Glaubensfragen. Häufig geht es darum, das strafende Gottesbild zu relativieren oder ungünstig interpretierte Glaubenstexte in einen lebensfreundlicheren, realistischeren Glaubenskontext zu stellen. Beispielsweise in Textstellen, in denen die Idee, dass Gedanken kontrolliert werden können oder Gedanken sündig sind erwähnt wird. In diesem Zusammenhang kann es darum gehen, dass ein Gedanke keine Sünde sein kann, weil er nur ein Gedanke ist und in der realen Welt keine Auswirkung hat. Gedanken sind keine Taten! Religiöse Zwangsgedanken über die Beichte zu entlasten ist trotz kurzfristiger Erleichterung kontraindiziert. Der zur Beichte gehörende Vorsatz, etwas nicht mehr zu tun, ist im Fall von Zwangsgedanken unmöglich, da diese sich nicht kontrollieren lassen.

▶ **Tipp**
Identifizieren Fachpersonen einen blasphemischen Gedanken als einen Zwangsgedanken, ist es hilfreich den betroffenen Menschen ernst zu nehmen. Wichtig ist es, eine klare inhaltliche Distanzierung zum Gedanken herzustellen, das heißt, diesen in seiner (religiösen) Bedeutung nicht zu diskutieren.

Folgenden Tipp geben (Ciupka-Schön und Becks 2018):

„Ich habe den Eindruck, dass Sie sich in zwanghafter Weise in einem Gedanken verfangen haben. Ich habe das bei Gläubigen meiner

Gemeinde schon einige Male miterlebt. In den meisten Fällen verschwinden diese Gedanken von alleine, wenn es Ihnen gelingt, Gott zu vertrauen und diesen blasphemischen Gedanken als bedeutungslos zu erkennen und zu akzeptieren. Je mehr Sie die Gedanken akzeptieren und je weniger Sie unternehmen, um diese Gedanken zu unterdrücken, desto besser! Ich bin fest davon überzeugt, dass Sie ein guter Christ/ Moslem sind und ich glaube, dass unser allmächtiger, allwissender Herrgott dies auch weiß. Im Gegenteil, ungläubige Menschen bekommen solche Gedanken gar nicht."

Religiöse Zwangsgedanken und Zwangshandlungen werden sehr privat gehalten und nicht einmal in der religiösen Gemeinschaft ausgeführt. Die Betroffen bemühen sich um Anpassung, ihre Rituale sind in der religiösen Gemeinschaft nicht von denen, die gemeinsam durchgeführt werden unterscheidbar.

Wie kann ein Seelsorger erkennen, ob eine Person von einer Zwangsstörung betroffen ist?

Besonders bei religiösen Inhalten ist es nicht einfach zu unterscheiden, ob ein Mensch sehr fromm ist und sich bemüht, alles richtig zu machen, oder ob Gedanken und Handlungen einen zwanghaften Charakter haben. Stellt ein Gemeindemitglied etwa dieselben, bereits öfter ausführlich thematisierten Fragen (z. B. „Für welche Sünden komme ich in die Hölle?"), sollten Seelsorger hellhörig werden. Die genaue Auslegung der Worte der heiligen Schrift ist für Zwangserkrankte sehr bedeutsam. Sollte ein Seelsorger feststellen, dass ein Gemeindemitglied die Heilige Schrift besser kennt als er selbst, kann dies auf einen religiösen Zwang hinweisen. Vermutet man religiöse Zwänge, ist es hilfreich, folgende Fragen zu stellen: Haben Sie häufig Gedanken, die sich um die Hölle, Gottes Verdammnis und andere weltliche Katastrophen drehen? Lösen diese Fragen eine starke Anspannung aus? Versuchen Sie, sich durch kontrollierende Handlungen zu beruhigen? (Ciupka-Schön und Becks 2018).

Rituale versus Zwangsrituale
Es ist hilfreich, zwanghafte Rituale von kulturellen oder alltäglichen Ritualen zu unterscheiden und inhaltlich deutlich abzugrenzen. Rituale strukturieren unser Leben, unterstreichen die Wichtigkeit einer Situation und helfen uns bei der emotionalen Verarbeitung. Sie sind kulturell bedeutsam. So begleiten sie den jahreszeitlichen Wechsel wie persönliche Übergänge, z. B. Schulbeginn, Lehrabschluss, Diplomfeier, Heirat, Taufe, Beerdigung. Sie stiften gesellschaftlichen Zusammenhalt. Eine Beerdigung beispielsweise unterstützt das gemeinsame Trauern und den bewussten Abschied von einem Verstorbenen. Zwangsrituale hingegen blockieren das innere Erleben und unterdrücken eine Verarbeitung oder Veränderung. Sie haben eine starre, sich ständig wiederholende Form ohne klaren Anfang und klares Ende und finden häufig spontan und einsam statt (Ciupka-Schön und Becks 2018).

▶ Himmel und Hölle. Religiöse Zwänge erkennen und bewältigen. Das
  Buch wurde von dem Psychiater Burkhard Ciupka-Schön und dem
  Pfarrer Hartmut Becks gemeinsam verfasst und ist aktuell das einzige
  Buch, das sich dem Thema der religiösen Zwänge widmet.

Beispiele von religiösen Zwangsgedanken

- Der Gedanke „Gott sei verflucht"
- Sexuelle obszöne Vorstellungen mit Heiligen
- Maria war eine Schlampe

Exakte Prävalenzzahlen für aggressive und sexuelle Zwangsgedanken liegen
nicht vor, Schätzungen nennen übereinstimmend einen Anteil von 20–30 % in
der Gesamtheit von Zwangsstörungen (Moulding et al. 2014). Als Fachperson ist
es wichtig zu wissen, dass aggressive, sexuelle und religiöse Zwangsgedanken
besonders scham- und schuldbehaftet sind. Deshalb fällt es den Betroffenen
schwer, darüber zu sprechen. Was wird der andere nur von mir denken?

Alleine einen Zwangsgedanken auszusprechen, kann schon angstauslösend
sein. Häufig können sich Zwangserkrankte mit der Zeit besser öffnen, wenn sie
mehr Vertrauen gefasst haben. Es ist wichtig, dass Fachpersonen in Gesprächen
Kompetenz und Sicherheit mit dem Thema Zwangsgedanken vermitteln, indem
sie ruhig und gelassen Informationen vermitteln und Fragen stellen. Gibt es
Gedanken, die Sie lieber nicht hätten? Für die sie sich verurteilen und schämen?
Der Betroffene wird womöglich mit gesenktem Kopf nicken. Machen Sie dem
Betroffenen deutlich, dass Ihnen solche Zwangsgedanken von anderen Betroffenen
bekannt sind, Sie nicht erschrecken werden, weil Sie wissen, dass Zwangs-
gedanken harmlos sind. Nennen Sie ruhig Beispiele von anderen Betroffenen
oder aus dem Buch. Den Menschen hilft es zu wissen, dass sie nicht die einzigen
Menschen mit solchen Gedanken sind.

Bei aggressiven und sexuellen Zwangsgedanken, wie beispielsweise jemanden
plötzlich zu attackieren oder sexuell zu nötigen, ist es wichtig zu wissen, dass
diese bei einem Gespräch mit einer Fachperson ebenfalls auftreten könnten.
Zeigen Sie auch hier Verständnis, indem Sie vermitteln, dass Sie dies auch von
anderen Patienten mit Zwangsgedanken kennen. Drücken Sie auch hier ihre Wert-
schätzung aus, dass ein Patient mit Ihnen über dieses Problem spricht.

2.2   Vertiefte Betrachtung

Zwangsgedanken in Bezug auf die sexuelle Orientierung und beziehungsbezogene
Zwangsgedanken sind in der Literatur und Forschung noch wenig abgebildet. Das
führt dazu, dass Betroffene nicht verstanden oder diagnostisch erfasst werden.
Daher sollen diese beiden Subtypen ausführlicher besprochen werden.

2.2.1 Zwangsgedanken in Bezug auf die sexuelle Orientierung

Beispiel

Herr Hammerfald, 45 Jahre alt, seit zehn Jahren verheiratet und Vater einer Tochter, leidet schon seit zehn Jahren an aggressiven Zwangsgedanken und Kontrollzwängen. Er bezieht eine Invalidenrente. Vor zwei Jahren wurden seine aggressiven Zwangsgedanken von homosexuellen Zwangsgedanken abgelöst. Er sei mit Freunden abends unterwegs gewesen und habe ein Paar gesehen, dass sich auffallend in der Attraktivität unterschied. Er habe dabei gedacht: „Ich würde eher mit diesem attraktiven Mann eine Beziehung führen als mit dieser hässlichen Frau." Daraufhin habe er sich sofort gefragt, ob es bedeute, dass er schwul sei, wenn er diesen Gedanken habe. „Wie kann ich mich von einem Mann angezogen fühlen, wenn ich doch Frauen liebe? Ich habe in der Vergangenheit so viele Frauen gedatet und nie darüber nachgedacht mit einem Mann eine Beziehung zu führen. Denke ich darüber nach mit einem Mann Sex zu haben widert mich dies an. Ich kann nicht schwul sein." Auch wenn ihm klar ist, dass er sich sexuell zu Frauen hingezogen fühlt, bleibt mit diesem Gedanken der bohrende und plagende Zweifel mit dem Wunsch den Zweifel auszuräumen. Ein einziger flüchtiger Gedanke stürzt Herr Hammerfald in tiefe Selbstzweifel. Diese Zweifel müssen dann möglichst sofort und sicher geklärt werden. Um Gewissheit zu erlangen, schaut er sich homosexuelle Pornofilme an und überprüft dabei, ob diese ihn erregen. Erregen sie ihn nicht, fühlt er sich kurzfristig beruhigt. Ist er etwas erregt, löst dies starke Besorgnis aus und er kann die Masturbation erst mit dem Bild einer Frau im Kopf beenden. Dann weiß er, dass er nicht schwul ist.

Trifft er Männer, die mutmaßlich homosexuell sind, ist der zwischenmenschliche Umgang schwierig, da er hochgradig gestresst ist. Er versteht sein Verhalten nicht, für ihn war Schwul-sein nie vorurteilsbehaftet und er konnte mit schwulen Männern einen normalen Umgang pflegen. Zunehmend verzichtet er auf bestimmte Lebensmittel, beispielsweise Fenchel. Das italienische Wort für Fenchel lautet finocchio und wird umgangssprachlich für „schwul" gebraucht. Auch kann er bestimmte Wörter nicht mehr benutzen; etwa „stolz", dessen englische Bedeutung „pride" ist und für ihn mit „Gay Pride" assoziiert ist. Damit vermeidet er die Zwangsgedanken anzutriggern. Im Verlauf nehmen die homosexuellen Zwangsgedanken immer mehr Raum ein und schränken ihn im Alltag stark ein. Auftauchende Zwangsgedanken und intrusive Bilder reguliert er mit Zwangsritualen. Er muss so lange an heterosexuelle Männer denken, bis er sich wieder beruhigt hat. Musik von homosexuellen Künstlern kann er nicht mehr hören. Er vermeidet Lebensmittel, die er mit Homosexualität assoziiert, etwa brasilianischen Café. Er zieht sich zunehmend zurück und verlässt die Wohnung kaum mehr. Er vernachlässigt sich und seine Körperpflege, um nicht für Männer attraktiv zu sein.

Seine Frau übernimmt für ihn sämtliche alltäglichen Aufgaben. Selbst die Diagnose seines Psychiaters zweifelt er an. „Was wenn dieser die Zwangsgedanken falsch eingeordnet hat? Warum denke ich immer an Männer? Das muss doch bedeuten, dass ich schwul bin." ◄

Das Beispiel illustriert einen häufigen Auslöser von Zwangsgedanken in Bezug auf die sexuelle Orientierung: eine Person des gleichen Geschlechts als attraktiv wahrzunehmen. Solch ein flüchtiger Gedanke stürzt Betroffene in tiefe Zweifel, die ihre sexuelle Identität infrage stellen. Darauf folgen Zwangshandlungen, die der Überprüfung der sexuellen Präferenz dienen. Werde ich vom gleichen Geschlecht sexuell erregt? Gleichzeitig vermeiden Betroffene jeglichen Kontakt mit dem den Zwangsgedanken auslösenden Thema. Grundsätzlich bezieht sich diese Art von Zwangsgedanken auf jegliche Befürchtung eine andere als die bislang gelebte sexuelle Orientierung zu besitzen – konkret: homosexuell, heterosexuell, bisexuell oder transsexuell zu sein.

▶   Erregung an den Geschlechtsteilen zu prüfen, kann zur Erregung führen und ist daher kein Indiz oder Beweis.

Sexuelle Zwangsgedanken sind bei Zwangsstörungen nicht ungewöhnlich. Im englischsprachigen Raum wird hierfür der Begriff Sexual Orientation-Obsessive–Compulsive Disorder (SO-OCD) verwendet.

Es ist wichtig zu verstehen, dass Zwangsgedanken in Bezug auf die sexuelle Orientierung nicht mit den Werten, Wünschen, Fantasien und der sexuellen Anamnese der Menschen vereinbar sind, sie stehen vielmehr im Widerspruch (Gordon 2002).

Folgende Gegenüberstellung veranschaulicht das:

Ein heterosexueller Mann mit homosexuellen Zwangsgedanken, fühlt sich sexuell von Frauen angezogen und kann sich keine Beziehung mit einem Mann vorstellen. Diese Vorstellung wird als beängstigend erlebt. Hingegen fühlt sich ein homosexueller Mann von Männern sexuell angezogen. Er denkt über eine Beziehung zu einem Mann nach und schaut mit Freude auf eine romantische Liebesbeziehung mit einem Mann. Der von homosexuellen Zwangsgedanken Betroffene hatte in der Vergangenheit die schönsten sexuellen Erfahrungen mit Frauen. Anamnestisch hat der homosexuelle Mann dagegen die schönsten sexuellen Erfahrungen mit Männern. Von SO- OCD Betroffene sind durch sexuelle Zwangsgedanken mit einer Person gleichen Geschlechts beunruhigt und können ihre belastenden sexuellen Zwangsgedanken nicht kontrollieren. Hingegen können homosexuelle Männer ihre sexuellen Gedanken beeinflussen. Wenn homosexuelle Männer beunruhigt sind bezüglich ihrer sexuellen Identität dann etwa im Zusammenhang mit einem religiös bedingten Wertekonflikt oder Stigmatisierung. SO- OCD Betroffene versuchen sich bezüglich sich ihrer sexuellen Identität rückzuversichern, um sicher zu sein nicht homosexuell zu sein. Ein homosexueller Mann setzt sich mit seiner sexuellen Identität auseinander, um sich besser zu verstehen.

Zwangsgedanken in Bezug auf die sexuelle Orientierung widersprechen nicht nur eigenen Werten, Wünschen und Fantasien, sie sind auch nicht vergleichbar mit einer Person, die in einem Konflikt steht bezüglich ihrer sexuellen Orientierung (Glazier et al. 2013). Für Fachpersonen, die im Umgang mit Zwangserkrankten wenig erfahren sind, ist es schwierig, zwischen SO-OCD und einem Konflikt sexueller Orientierung zu unterscheiden.

Dies unterstreicht eine Studie von Williams et al. (2015). Das Anliegen der Studie war es, die Belastung von Menschen mit SO-OCD besser zu verstehen. Aufgrund ihrer ego-dystonen Natur und der noch immer weitverbreiteten Stigmatisierung der andersgeschlechtlichen Orientierung sind Zwangsgedanken in Bezug auf die sexuelle Orientierung besonders belastend. Die Autoren der Studie halten fest, dass Menschen mit SO-OCD keinen Konflikt mit ihrer sexuellen Orientierung haben wie etwa Personen, die sich bezüglich ihrer eigenen sexuellen Präferenz unsicher sind. Sie lehnen ihre eigene sexuelle Präferenz weder ab noch zensieren sie diese, wie beispielsweise Personen, für die es problematisch ist, ihre eigene sexuelle Orientierung zu akzeptieren. Menschen mit SO-OCD lehnen ihre Zwangsgedanken ab und nicht die sexuelle Orientierung anderer Menschen. Ihnen ist eine romantische Beziehung mit einer Person, die ihrer sexuellen Orientierung entspricht, äußerst wichtig, weswegen sie die Zwangsgedanken als bedrohlich erfahren. Ein wichtiges und gleichzeitig alarmierendes Resultat der Studie ist: Menschen mit SO-OCD weisen ein hohes Stresslevel bis hin zu Suizidgedanken auf. Um Betroffene adäquat begleiten zu können, ist es daher wichtig die Störung zu verstehen.

Es gibt Vermutungen, dass sich eine neue Form von SO-OCD herausbildet in Zusammenhang mit Transgender-Themen. In einer Fallstudie haben Forscher ein Beispiel eines jungen Mannes vorgestellt, der folgende Zwangsgedanken hat: Vielleicht würde ich mich im Körper eines anderen Geschlechts authentischer fühlen? Mit der zunehmenden Berichterstattung in den Medien und dem gezielten öffentlichen Interesse für Transgender-Themen vermuten die Forscher, dass diese Form von Zwangsgedanken häufiger auftreten wird. Es ist besonders wichtig, echte Geschlechtsdysphorie oder Inkongruenz von den sexuellen Zwangsgedanken der Zwangsstörung zu unterscheiden (Safer et al. 2016). Mit einem veröffentlichten Fallbericht zu diesem Thema, möchten die Forscher sensibilisieren. Das Stellen der richtigen Diagnose trägt zu einer angemessenen Behandlung dar. Gerade auch im Wissen um die starke Belastung und Suizidgedanken bei Zwangsgedanken in Bezug auf die sexuelle Orientierung. Da es theoretisch möglich ist, dass ein Patient sowohl eine Zwangsstörung als auch eine Geschlechtsdysphorie hat, wäre es in diesem Fall wichtig die Zwangsstörung zuerst zu behandeln, bevor eine Entscheidung über Transgender Identität und Behandlung getroffen werde.

2.2.2 Beziehungsbezogene Zwangsgedanken

Beispiel

Frau Bisang, 27 Jahre, lebt seit drei Jahren in einer festen Partnerschaft. Sie leidet unter beziehungsbezogenen Zwangsgedanken, die ihre Beziehung zunehmend belasten. Sie wird von ständigen Zweifeln und Unsicherheiten bezüglich ihrer Liebe zu ihrem Partner geplagt und ihrer eigenen moralischen Integrität in ihrer Beziehung. Begegnet sie unterwegs einem fremden Mann, treten nach einer Weile wiederkehrende Zweifel in Form von Fragen auf. „Habe ich diesen Mann zu lange angesehen? Habe ich mit ihm geflirtet?" Sie fühlt eine starke Anspannung, innere Unruhe und hat ein schlechtes Gewissen. Sie kann nicht aufhören, darüber nachzudenken, was es zu bedeuten hat. Sie hat den starken Drang nach Gewissheit. Am Abend berichtet sie ihrem Partner von der Begegnung, ihren Zweifeln und dem schlechten Gewissen. Ihr Partner versichert ihr, dass es doch überhaupt kein Problem sei, selbst wenn sie den Mann etwas länger angesehen hätte, sei das doch kein Fremdgehen. Das beruhigt sie für einen Moment bis zum nächsten Zweifel.

Als sie kürzlich mit Freunden unterwegs war und zufällig den Arm eines Kollegen streifte, kamen wieder Zweifel auf. „Denkt der Kollege jetzt, dass ich ihn anmachen wollte? War die Berührung wirklich nur zufällig oder heimlich von mir gewollt? Was, wenn das bedeutet, dass ich insgeheim fremdgehen möchte?" Sie fühlt sich schuldig und denkt über sich, dass sie ein moralisch schlechter Mensch sei. Um sich zu entlasten, ruft sie noch am gleichen Abend ihren Partner an, um ihm davon zu berichten. Auch wenn ihr Partner ihr immer wieder versichert, dass dies überhaupt kein Problem sei und er ihr vertraue, meidet sie Kontakte zu männlichen Kollegen. Wenn sie unterwegs ist, macht sie einen weiten Bogen um Männer und versucht, krampfhaft wegzuschauen. Sie fühlt sich permanent unter Stress und ist angespannt.

Das Thema wahre Liebe beschäftigt sie oft in ihrem Alltag. Sie fühlt regelmäßig in sich hinein, um ein Gefühl der Liebe für ihren Partner zu identifizieren. Fühlt sie Liebe, dann ist sie beruhigt. Fühlt sie mal nichts, irritiert sie dies und löst Unsicherheit aus. „Was hat das zu bedeuten? Müsste ich nicht immer Liebe fühlen? Ist es vielleicht doch nicht die wahre Liebe?" Sie spürt einen starken Drang nach Gewissheit. Vergebens versucht sie, in stundenlangen Gesprächen mit Freundinnen eine Antwort zu finden. Diese haben ihr geraten, die Beziehung doch zu beenden, wenn sie sich so unsicher ist. Das habe starke Ängste und Panik ausgelöst. „Ich liebe ihn doch." Oft sucht sie in Internetforen, themenbezogenen Artikeln via Google und auf YouTube nach Antworten. Wann ist es wirkliche Liebe? Wie fühlt sich echte Liebe an? Sie fühlt sich oft verzweifelt, unverstanden und ist vom vielen Zweifeln und Nachdenken zermürbt. Sie weint oft stundenlang. ◄

Beziehungsbezogene Zwangsgedanken sind ein Subtyp der Zwangsstörung. Im englischsprachigen Raum bezeichnet man diese Zwangsstörung als ROCD

(Relationship- Obsessive Compulsive Disorder). Sie ist noch wenig erforscht (Melli et al. 2018). ROCD bezieht sich vor allem auf nahe romantische Beziehungen. Erste Studien von Levy et al. (2020) untersuchen auch andere Formen von beziehungs-bezogenen Zwangsgedanken, wie beispielsweise im englischsprachigen Raum die Eltern-Kind-Beziehung (parents-child ROCD Symptoms).

Wie im Beispiel dargestellt, äußert sich dieser Typ der Zwangsstörung durch wiederkehrende Zweifel an der Beziehung und der eigenen moralischen Integrität. Die Zweifel werden von den Betroffenen als extrem belastend, quälend und unangenehm erlebt und lösen Angst, Anspannung bis hin zu Panik aus. Um sich zu beruhigen, suchen Betroffene häufig im Internet nach Antworten und Lösungen für ihre Fragen. Wie fühlt sich eine „richtige" Beziehung an? Wie im Beispiel oben können Vermeidungsstrategien so weit gehen, dass sich Betroffene in ihrer Freizeit aus Angst fremdzugehen nicht mehr mit Menschen des anderen Geschlechts treffen. Die Zwangsgedanken der ROCD greifen, wie andere Inhalte von Zwangsgedanken, wichtige Werte der Betroffenen an, wie beispielsweise die Treue in der Beziehung. Eine weitere Vermeidungsstrategie kann sein, dass man sich nicht mehr mit befreundeten Paaren trifft, da man deren Beziehung als perfekt ansieht und dies wiederum Zweifel an der eigenen Beziehung anfeuern könnte. Oft meiden Betroffene aus diesem Grund auch romantische Filme oder Serien. Dahinter verbergen sich häufig Glaubenssätze wie: Nur wenn die Beziehung perfekt ist, kann es wahre Liebe sein. Gemischte Gefühle in einer festen Beziehung verunsichern Betroffene einer ROCD. Ein anderer Glaubenssatz kann sein: Wenn ich mich zu anderen Menschen hingezogen fühle, ist mein Partner nicht der richtige. Mangelndes Verständnis führt dazu, dass Außenstehende den Betroffenen oft raten, die Beziehung zu beenden. Schlimmstenfalls trennen sie sich von ihrem Partner – nicht etwa, weil sie ihn nicht mehr lieben, sondern weil sie mit den Zweifeln, Ängsten und anderen unangenehmen Gefühlen Schluss machen wollen. Eine Trennung löst das Problem jedoch nicht und die ROCD-Symptomatik wird in die nächste Beziehung mit hineingenommen.

Im ROCD finden sich zwei Unterkategorien: Beziehungs- und partnerzentrierte Zweifel. Beide Kategorien können einzeln und miteinander kombiniert auftreten.

Beziehungszentrierte Zweifel: Die Betroffenen sorgen sich stark um ihre eigenen Gefühle gegenüber dem Partner und stellen sich die Frage, ob ihr Partner genügend Gefühle für sie hat. Weiter fragen sie sich, ob die Beziehung generell „die richtige" ist. Die Symptome von ROCD werden oft beim Anblick „glücklicher Paare" ausgelöst, wie etwa in den sozialen Medien. Sie denken dann: Dieses Paar sieht so glücklich und verliebt aus, bin ich in meiner Beziehung auch richtig glücklich und verliebt? Wenn in der Beziehung negativ erlebte Gefühle wie Langeweile oder Stress erfahren werden, löst dies Unsicherheit in Bezug auf die Qualität der Beziehung aus und führt zu Zweifeln. Zwanghaftes Verhalten zeigt sich beispielsweise mit der permanenten Überwachung innerer Zustände (Fühle ich Liebe?) oder der Attraktivität (Bin ich schön genug?). Zwangsgedanken wie zum Beispiel „Was, wenn ich meinen Partner nicht wirklich liebe?" lösen Gefühle von Unsicherheit und Stress aus. Eine mögliche Form sich zu beruhigen ist es, sich Momente glücklichen Miteinanders vorzustellen. Diese Vorstellung neutralisiert den Zwangsgedanken. Ein

weiteres zwanghaftes Verhalten ist das wiederholte Hinterfragen der Beziehungs-
qualität: Ist unsere Beziehung gut? (Doron und Derby 2017).

Partnerzentrierte Zweifel: Diese beziehen sich auf die permanente
Beschäftigung mit wahrgenommenen Fehlern des Partners in Bereichen wie:
Intelligenz, Moral, Geselligkeit und Aussehen (Doron et al. 2012). Darunter fallen
beispielsweise Zweifel an äußeren Merkmalen des Partners: Ist ihre Nase zu groß,
sein Bauch zu dick,…? Oder weiteren sozialen und anderen Merkmalen wie: Ist er
zu tollpatschig, sie zu schüchtern, nicht intelligent genug, nicht gläubig? Häufig
werden die Symptome durch am Partner wahrgenommene Fehler oder in der
Begegnung mit potenziell anderen Partnern ausgelöst. Dies führt dann zum Vergleich des potenziell anderen Partner mit dem eigenen: Mein Lebenspartner ist
viel langweiliger als XY und bei Weitem nicht so gut aussehend. Mit XY wäre das
Leben bestimmt aufregender… (Doron et al. 2014).

Der Wunsch nach Gewissheit und einer 100 %iger Sicherheit bezüglich der
Themen, die sie beschäftigen, ist die treibende Kraft ihrer Zweifel (Grayson
2014). Dieser führt zu endlosen Rückversicherungsschleifen, welche die Zweifel
nur bestärken und dadurch mehr Leid verursachen. Die rasenden Gedanken
und die permanente Beschäftigung mit diesen verhindern geradezu das Fühlen.
Betroffene sind daher häufig kaum mit ihren Gefühlen verbunden. Es geht darum,
Unsicherheit akzeptieren zu lernen und Gefühle zuzulassen.

Es bieten sich Übungen wie beispielsweise das bewusste Beobachten des
eigenen Atems an. Achtsamkeitsübungen unterstützen Betroffene zum einen
im Umgang mit den Zwangsgedanken: Durch achtsames Beobachten der
Zwangsgedanken lernen Betroffene, diese als Gedanken zu erkennen; durch die
Distanzierung verlieren die Gedanken im Laufe des Übens ihren beängstigenden
Charakter. Zum anderen unterstützen Achtsamkeitsübungen den Umgang mit
unangenehmen Emotionen. Aversive Emotionen wie beispielsweise Unsicherheit
und Ungewissheit können dann besser toleriert werden. In Kap. 4 werden unterschiedliche Übungen vorgestellt. Ein Selbsthilfeprogramm, welches den Umgang
mit Unsicherheit behandelt, findet sich im Buch von Jonathan Grayson:

▶   **Tipp**
    Freedom from Obsessive- Compulsive Disorder: A Personalized
    Recovery Program for Living with Uncertainty (Dieses Buch gibt es nur
    in englischer Version, es beinhaltet ein ganzes Kapitel zu ROCD).
        Alles nur in meinem Kopf -Ellen Mersdorf. Das Buch wurde von einer
    Betroffenen mit ROCD verfasst.

Literatur

Ciupka-Schön B, Becks H (2018) Himmel und Hölle. Religiöse Zwänge erkennen und
    bewältigen, 1. Aufl. Patmos Verlag, Ostfildern
Doron G, Derby D (2017) Assessment and Treatment of Relationship-Related OCD Symptoms
    (ROCD). In: The Wiley Handbook of Obsessive Compulsive Disorders. John Wiley & Sons,
    Ltd, S. 547–564

Doron G, Derby D, Szepsenwol O (2014) Relationship obsessive compulsive disorder (ROCD): a conceptual framework. J Obs-Compuls Relat Disord 3(2):169–180

Doron G, Moulding R, Nedeljkovic M, Kyrios M, Mikulincer M, Sar-El D (2012) Adult attachment insecurities are associated with obsessive compulsive disorder. Psychol Psychother: Theory Res Pract 85(2):163–178

Fricke S (2021) Therapie-Tools Zwangsstörungen. Mit E-Book inside und Arbeitsmaterial. 2., überarbeitete und erweiterte Aufl. Beltz (Therapie-Tools), Weinheim, Basel

Melli G, Bulli F, Doron G, Carraresi C (2018) Maladaptive beliefs in relationship obsessive compulsive disorder (ROCD): replication and extension in a clinical sample. Journal of Obsessive-Compulsive and Related Disorders 18:47–53. https://doi.org/10.1016/j.jocrd.2018.06.005

Glazier K, Calixte RM, Rothschild R, Pinto A (2013) High rates of OCD symptom misidentification by mental health professionals. Ann clin psychiatry 25(3):201–209

Gordon WM (2002) Sexual obsessions and OCD. Sex Relation Ther 17(4):343–354. https://doi.org/10.1080/1468199021000017191

Grayson, J (2014) Freedom from Obsessive Compulsive Disorder. A Personalized Recovery Program for Living with Uncertainty, Updated Edition. Penguin Publishing Group, East Rutherford. https://ebookcentral.proquest.com/lib/kxp/detail.action?docID=6046939

Hillebrand T (2019) Aggressive und sexuelle Zwangsgedanken–Ausdruck unbewusster Wünsche? Verhaltenstherapie & Verhaltensmedizin 40(3):285–296

Levy A, Tibi L, Szepsenwol O, Doron G (2020) "Why do I obsess about my child's flaws?": assessing the role of parental self-vulnerabilities in parent–child relationship obsessive compulsive disorder (ROCD) symptoms. Clin Psychol 24(3):285–293

Moulding R, Aardema F, O'Connor KP (2014) Repugnant obsessions: a review of the phenomenology, theoretical models, and treatment of sexual and aggressive obsessional themes in OCD. J Obsessive Compuls Relat Disord 3(2):161–168

Hoffmann N, Hofmann B (2005) Verhaltenstherapie bei Zwangsgedanken. In: Neudeck P, Wittchen H (Hrsg) Konfrontationstherapie bei psychischen Störungen. Theorie und Praxis. Göttingen, Hogrefe, Bern

Safer DL, Bullock KD, Safer JD (2016) Obsessive-compulsive disorder presenting as gender dysphoria/gender incongruence: a case report and literature review. AACE Clin Case Rep 2(3):e268-e271

Schneider SC, Knott L, Cepeda SL, Hana LM, McIngvale E, GoodmanWK, Storch EA (2020) Serious negative consequences associated with exposure and response prevention for obsessive-compulsive disorder: a survey of therapist attitudes and experiences. Depress Anxiety 37(5):418–428. https://doi.org/10.1002/da.23000

Williams MT, Wetterneck C, Tellawi G, Duque G (2015) Domains of distress among people with sexual orientation obsessions. Arch Sex Behav 44(3):783–789

Winston SM, Seif MN (2018) Tyrannen in meinem Kopf. Zwangsgedanken überwinden – ein Selbsthilfeprogramm. Junfermann Verlag (Reihe Aktuelle Lebensgestaltung Zwangsgedanken), Paderborn

Zwangsgedanken versus „normale aufdringliche Gedanken"

3

Zusammenfassung

Das menschliche Gehirn produziert fortlaufend Gedanken, manchmal auch aufdringliche. Anhand von Beispielen werden die Unterschiede von normalen aufdringlichen Gedanken und Zwangsgedanken herausgearbeitet. Zwangserkrankte bewerten aufdringliche Gedanken anders. Es werden typische problematische Bewertungen und Überzeugungen beschrieben.

3.1 Was unterscheidet „normale aufdringliche Gedanken" von Zwangsgedanken?

Der Unterschied liegt nicht im Inhalt der Gedanken, sondern der Art und Weise, wie auf diese Gedanken reagiert wird. Im Folgenden ein Beispiel einer Reaktion auf einen unangenehmen Gedanken eines Gesunden:

„Als ich meinen neugeborenen Sohn anschaute, blitzte der Gedanke an einen Hammerschlag auf sein Köpfchen auf. In dem Moment dachte ich mir schmunzelnd, ach was soll das denn jetzt, und habe mich nicht weiter mit diesem Gedanken beschäftigt."

Beispiel eines Betroffenen:

„Ich könnte mein Kind mit dem Messer verletzen. Mein Gott, mit mir stimmt was nicht, dass ich solche Gedanken habe. Ich bin verrückt und habe Angst, dass ich irgendwann durchdrehe."

Gesunde messen ihren aufdringlichen Gedanken keine besondere Bedeutung zu. Auch sie kann ein aufdringlicher Gedanke oder Bild einmal eine Weile beschäftigen, danach verschwindet es aber von alleine wieder.

Ein weiteres Beispiel: Ein Freund erzählte mir von einer ganz bestimmten Szene aus einer Dokumentation, in der es um Tierquälerei ging. Dieses Bild blitzte für ein paar Tage immer wieder auf. Er sagte: „Ich versuchte, mich dagegen zu wehren, weil ich es einfach schrecklich fand. Ich wollte dieses Bild nicht haben. Nach ein paar Tagen habe ich aufgehört, mich damit zu beschäftigen, und es ist verschwunden."

Beispiel eines Betroffenen: „Als ich mein Baby badete, tauchte immer wieder ein Bild in meinem Kopf auf: mein Kind wie es ertrinkt, das Gesicht schon ganz blau angelaufen. Ich habe mein Kind sofort aus der Badewanne genommen. Die ganze Zeit habe ich mich gefragt, warum in meinem Kopf dieses Bild auftaucht. Was hat das zu bedeuten? Wenn es immer wieder auftaucht, muss es doch eine Bedeutung haben. Was ist nur mit mir los? "

Es ist nachvollziehbar, dass es unangenehme Gedanken oder Bilder gibt, die man lieber nicht hätte. Die Anstrengung, diese abzuwehren, nährt den Zwangsgedanken und führt zum Gegenteil. Wiederkehrende Gedanken oder Bilder bedeuten nicht automatisch, dass sie wichtig sind. Es sind einfach nur Gedanken, Bilder, die sich festgelegt haben.

Eine humorvolle Variante eines Gesunden auf einen kreativen Geistesblitz:

„Während eines Mittagessens mit zwei Freunden erzählte einer ganz euphorisch von seiner neuen Freundin. Genauso begeistert sprach er in einem anderen Satz von seinem Hobby, dem Bau eines großen Aquariums. In diesem Moment blitzte in mir ein Bild auf: Mein Freund, wie er seine Wohnung betritt, links von ihm ein riesiges Aquarium und darin seine konservierte neue Freundin: "Hallo Schatz." Ich teilte das Bild mit meinen Freunden und erntete großes Gelächter."

Gesunde messen ihren aufdringlichen Gedanken keine besondere furchtbare Bedeutung zu, so ist es auch möglich, humorvoll auf die kreativen Geistesblitze zu reagieren. Weil man ja weiß, dass es nur Gedanken sind. Zahlreiche gesunde Menschen haben solche Gedanken. Im Gegensatz zu Zwangserkrankten sind Gesunde vielleicht kurz irritiert, wenn solche Gedanken auftauchen. Sie leiden aber nicht über längere Zeit darunter. Die Gedanken tauchen auf und verschwinden wieder, gehen unter in den zahlreichen Gedanken, die man sonst am Tag so denkt.

Zwangserkrankte bewerten aufdringliche Gedanken anders. Sie reagieren mit sogenannten katastrophisierenden Fehlbewertungen auf diese Gedanken. Dadurch bekommen die Gedanken eine schreckliche Bedeutung, die die emotionale Belastung des Betroffenen erklärt, und können nicht einfach so verschwinden (Radomsky et al. 2014). Im Besonderen sind aggressive und sexuelle Zwangsgedanken für Menschen mit einer Zwangsstörung inakzeptabel, sie streben danach, die „richtigen Gedanken" zu haben und kämpfen mit allen Mitteln dagegen. Diese Gedanken sagen, was den inhaltlichen Aspekt betrifft, nichts über die Motive und Handlungsabsichten des Patienten aus und werden von gesunden Menschen auch gedacht (Rachman und de Silva 1978).

Eine breit angelegte Studie von Radomsky et al. (2014) an insgesamt 15 Forschungszentren in 13 Ländern zeigt die Existenz ungewollter Intrusionen in der

Normalbevölkerung noch einmal eindrucksvoll bei fast allen Teilnehmern (93,6%) auf. Die Forscher halten fest, dass die Inhalte quasi überindividuell sind und keine Rückschlüsse auf eine persönliche Motivlage zu lassen.

▶ Wir können Gedanken als Vorschläge unseres Verstandes betrachten. Wenn wir möchten, können wir sie entweder weiterverfolgen oder wir lassen sie einfach fallen (Külz 2017).

Eine weitere wichtige Reaktion auf einen ungewollten Gedanken ist *der Versuch der Unterdrückung*.

Ich lade Sie zu einem Experiment ein. Nehmen Sie bitte eine bequeme Sitzposition ein und atmen Sie 2-3-mal tief durch. Bitte denken Sie jetzt auf keinen Fall an eine gelbe Banane. Konzentrieren Sie sich auf alles andere und bemühen Sie sich, auf keinen Fall an eine gelbe Banane zu denken. Und denken Sie auf keinen Fall daran, wie Sie in die gelbe Banane beißen.

Was ist passiert? Es ist schlicht unmöglich, einen Gedanken absichtlich nicht zu denken, ohne zunächst an das zu denken, woran man nicht denken soll. Da eine aktive Unterdrückung eines Gedankens beinahe unmöglich ist und dieser, wenn es denn eine Zeitspanne gelingt, meist danach verstärkt wahrgenommen wird (Rebound-Effekt).

3.2 Wie bewerten Betroffene ihre Zwangsgedanken?

Es gibt unterschiedliche Möglichkeiten, wie Betroffene ihre Zwangsgedanken typischerweise bewerten. Häufig zeigen sich bei Zwangserkrankten mehrere problematische Bewertungen und Überzeugungen.

Die Zusammenstellung orientiert sich an verschiedenen Autoren, die sich teilweise darin unterscheiden, welche Bewertungen sie für relevant halten (Wilhelm und Steketee 2006; Hyman und Pedrick 2013; Moritz und Hauschildt 2016; Abramowitz, 2018):

Metakognitive Bewertungen
Menschen mit Zwangsstörungen schauen oft wie aus einer Vogelperspektive auf ihr eigenes Denken (Metakognitionen) und ziehen daraus eigene Schlüsse. Sogenannte metakognitive Fehlbewertungen. Man spricht in dieser Kategorie von einer Fusion von Gedanken und Handlungen. Gedanken werden Handlungen gleichgesetzt. Wie zum Beispiel:

Etwas Schlechtes zu denken, ist genauso schlimm, wie dieses zu tun.
- (Gedanken= Handlung)
Wenn ich an einen tödlichen Autounfall eines Familienmitgliedes denke, erhöht sich die Wahrscheinlichkeit, dass dieser wirklich bei einem Autounfall umkommt.
– (Gedanken= Ereignis)

Der Gedanke, mich unmoralisch an meinem Hund zu vergehen, ist genauso schlimm, wie wenn ich es wirklich getan hätte.

- (unmoralischer Gedanke =unmoralische Tat).

Wenn ich etwas denke, so wird dies auf Objekte und Orte übertragen/ beispielsweise werden diese kontaminiert.

- (Gedanken= Objekt).

Folgende Übung zum Anleiten von Betroffenen:

▶ **Tipp**
Zwischen Denken und Handeln liegt ein Unterschied
　Nehmen Sie sich einen Stift in die Hand und halten sie ihn gut fest. Nun denken Sie ganz intensiv daran, dass Sie diesen Stift weit wegwerfen werden. Der Stift ist jedoch immer noch in Ihrer Hand. Selbst wenn Sie ganz fest daran denken, bleibt der Stift genau dort, wo er ist.
　Jetzt werfen Sie den Stift tatsächlich mit voller Kraft weg. Speichern Sie den Unterschied zwischen Denken und Handeln gut ab.

Magisches Denken
Ich muss warten, bis die Kirchenglocken aufhören zu läuten, sonst manifestiert sich das, was ich gerade denke.

Wenn ich das Fenster schließe, darf ich nicht gleichzeitig an meine Großmutter denken, sonst stirbt sie und ich bin schuld daran.

Die betroffene Person assoziiert mit "Fenster schließen" „Schluss und Ende" und das könnte auch das Ende für ihre Großmutter sein.

Beim magischen Denken glauben Zwangsbetroffene, dass bestimmte Gedanken, die sie haben, einen direkten negativen Einfluss auf Menschen oder Geschehnisse nehmen können. Im magischen Denken können oft Symbole wie Kreuze, Unglückszahlen Unheil bringen und werden deshalb vermieden.

Magisches Denken zeigt sich bei Kindern und Jugendlichen häufig als vorübergehendes Phänomen in der normalen Entwicklung. Sie hüten sich z. B. vor Unglückszahlen oder davor, bestimmte Treppenstufen zu betreten, aus Angst, es könnte ein Unglück geschehen. Allgemein haben solche Gewohnheiten die Funktion, Angst zu reduzieren und zu beruhigen. Für Kinder und Jugendliche sind solche Phänomene meist vorübergehend und auch hilfreich, um in verschiedenen Lebensphasen besser zu Recht zu kommen.

Überschätzung der persönlichen Verantwortung
Zwangserkrankte mit einer übertriebenen Einschätzung der eigenen Verantwortlichkeit überschätzen die eigene Verantwortung, auch wenn objektiv nur eine geringe Einflussmöglichkeit vorhanden ist.

Entsorgungsstelle für Metall

Herr Körner erinnert sich an einen seiner schlimmsten Tage zurück. Zum Zeitpunkt, als er mir die Geschichte erzählt, lacht er über sich. Er habe sich an diesem Tag mit einer Handvoll Nägel auf den Weg zur Entsorgungsstelle für Metall gemacht. Zurückgekehrt sei er mit einem ca. 10 kg schweren Rucksack voller Nägel. Ich hatte schon eine leise Vorahnung, was passiert sein könnte.

Nachdem er seine alten Nägel entsorgt hatte und sich auf den Nachhauseweg machte, blitzte eine Befürchtung auf.

„Was, wenn sich jemand an einem meiner Nägel verletzt? Vielleicht ein Kind? Die Nägel waren schon rostig, die Person könnte eine Blutvergiftung bekommen und sterben." Wieder zurück an der Entsorgungsstelle der nächste Schock: eine riesige Kiste mit kiloweisen alten Nägeln. Doch welche waren seine? Es blieb ihm nichts anderes übrig, als alle Nägel in seinen Rucksack zu laden, damit er sicher sein konnte. Es vergingen Stunden. Eine Frau habe ihn beobachtet und gefragt, was er da mache? Er antwortete, dass er ein Schmuckstück verloren habe und dieses suche. Irgendwann sei er unter der Last des Gewichts fast zusammengebrochen. Er habe Knieschmerzen bekommen und sei erschöpft gewesen. Er habe die Aktion frühzeitig beendet und sei mit dem vollen Rucksack nach Hause gekehrt. ◄

Im Beispiel wird deutlich, dass Herr Körner bereits das Vorhersehen eines schlimmen Ereignisses mit Verantwortung gleichsetzt. Des Weiteren unterschätzen Zwangserkrankte die Verantwortung anderer und fühlen sich häufig für ein schlimmes Ereignis genauso verantwortlich, wenn sie es nicht verhindern, wie wenn sie es selbst verursacht hätten.

Eine Möglichkeit zur Korrektur eines übersteigerten Verantwortungsgefühls ist der Verantwortungskuchen oder auch die Tortendiagramm-Technik. Die Abb. 3.1 zeigt solch einen Verantwortungskuchen. Dabei soll die persönliche Verantwortung an dem Ausgang eines Ereignisses eingeschätzt werden. Zuerst werden weitere verantwortliche Personen und Umstände aufgelistet. Danach wird die prozentuale Verantwortlichkeit verteilt. Ganz am Schluss trägt der Patient seinen Anteil der Verantwortung ein. Am Beispiel von Herr Fuchs: Entsorgungsstelle Metall.

Herr Körner gibt sich zu (98%) die Schuld, wenn sich ein Kind an einem der Nägel verletzt hätte. Mit Unterstützung gelingt es ihm gut, weitere Faktoren und Akteure mit einzubeziehen: das Kind selbst, welches in die Tonne mit den Nägeln gefasst hat, die Eltern, die Aufsichtspflicht haben, die Entsorgungsstelle, die für die Sicherheit zuständig ist, andere Personen, die allenfalls beobachtet haben, wie das Kind in die Tonne mit Nägeln fasst. Herr Körner teilt sich zu den anderen Personen ein.

Herr Körner zeigt sich erstaunt, wie deutlich er seine eigene Verantwortung an diesem Ereignis überschätzt hat. Es gelingt ihm, diese mit Betrachtung der vielen anderen Faktoren zu relativieren.

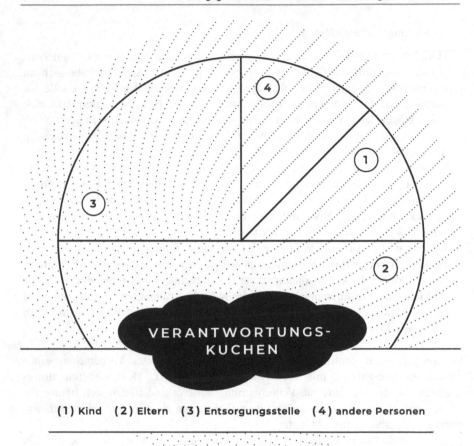

(1) Kind   (2) Eltern   (3) Entsorgungsstelle   (4) andere Personen

Abb. 3.1 Verantwortungskuchen. Darstellung eines jeden Einflussfaktors als Kuchenstück im Diagramm.

▶ Für mich soll es Neurosen regnen. Peter Wittkamp. Für Herrn Wittkamp gestalten sich Spaziergänge äußerst kompliziert. Überall wo etwas liegt, sieht er Gefahren für Fußgänger und Radfahrer. „Jemand könnt verunglücken, nur weil ich nicht zwei Sekunden Zeit gefunden habe, um einen Gegenstand wegzuräumen." Ein wunderbar unterhaltsames Buch mit all der Tragik, die diese Krankheit mit sich trägt.

Überschätzung von Gefahren und Risiken

Beispiel

Herr Huber, 65 Jahre alt, nimmt seit einigen Tagen ein Antiallergikum ein. Auf dem Verpackungshinweis hat er gelesen, dass das Medikament für Schwangere und das neugeborene Kind tödlich sein kann, er hat auch einen durchgestrichenen Totenkopf registriert. „Das muss ein sehr gefährliches Medikament sein. Wenn mir das Medikament beim Einnehmen aus den Händen fällt und in den Abfluss gerät, wird es das Trinkwasser vergiften und alle Menschen werden sterben. Ich überlege mir, ob ich das Medikament absetzen soll, das ist mir zu gefährlich." ◀

Im Beispiel wird die Neigung zur Katastrophisierung deutlich. Man geht vom Schlimmsten aus. Es empfiehlt sich, in der Kommunikation zu Beginn der Behandlung die Wahrnehmung der Betroffenen erst zu validieren, wie beispielsweise: Das klingt beängstigend, bedrohlich, anstrengend, wenn man so denken muss.

Übermäßiges Bedürfnis nach 100-prozentiger Sicherheit
Wenn ich nicht 100-prozentig sicher bin, dass der drogenabhängige Passant mit Schürfungen an seinen Händen, an dem ich vorbeigelaufen bin, keine gefährliche Krankheit hat, muss ich meine Hände waschen, meine Kleider wechseln und duschen.
    Der Betroffene verhält sich bei einem unwahrscheinlichen Risiko mit einer ansteckenden Krankheit in Kontakt gekommen zu sein, so, als ob es tatsächlich passiert wäre.

Perfektionismus
Wenn ich etwas nicht perfekt tun kann, sollte ich es gar nicht tun.

Überbewertung von Gedanken
Ich bin ein schlechter Mensch, weil ich schlecht über andere Menschen denke, die sich nicht an die korrekten Vorschriften in der Anwendung der Gesichtsmaske halten.

Anspruch die eigenen Gedanken zu 100 % unter Kontrolle zu haben
Es ist inakzeptabel, dass ich einen schlechten Gedanken habe. Ich muss meine Gedanken kontrollieren, sonst geschieht etwas Schlimmes oder ich werde verrückt.

Emotionale Beweisführung
Der aufdringliche Gedanke, ich könnte mein Kind mit dem Messer verletzen, ist gefährlich, sonst hätte ich nicht so große Angst davor.

Schwarz-weiß- Denken oder Alles-oder-nichts-Denken
Wenn ich mich nicht immer gesund ernähre, wenn ich einmal etwas Ungesundes esse, dann werde ich an Krebs sterben.
    Jede Bewertung ist entweder schwarz oder weiß, es gibt keine Grautöne.

▶ Vertiefte Materialen zu kognitiven Techniken im Umgang mit Fehlbewertungen finden sich in Therapie Tools von Susanne Fricke (2021).

Die inhaltliche Beschäftigung und Bewertung von Zwangsgedanken nährt diese. Doch wie können Betroffene anders mit ihren Zwangsgedanken umgehen?

Literatur

Abramowitz JS (2018) Getting over OCD: a 10-step workbook for taking back your life. Guilford Publications, New York

Fricke, S (2021) Therapie-Tools Zwangsstörungen. Mit E-Book inside und Arbeitsmaterial. 2. Aufl. Weinheim, Basel: Beltz (Therapie-Tools)

Hyman BM, Pedrick C (2013) Arbeitsbuch Zwangsstörungen: wie Sie sich von zwanghaftem Verhalten befreien können. Probst, New York

Külz AK (2017) Dem inneren Drachen mit Achtsamkeit begegnen. Selbsthilfe bei Zwängen; mit Online-Materialien, 1. Aufl. Beltz, Weinheim, Basel

Moritz S, Hauschildt M (2016) Metakognition und Zwang. In: Erfolgreich gegen Zwangsstörungen. Springer, New York, S 3–17.

Rachman S, de Silva P (1978) Abnormal and normal obsessions. Behav Res Ther 16(4):233–248. https://doi.org/10.1016/0005-7967(78)90022-0.

Radomsky AS, Alcolado GM, Abramowitz JS, Alonso P, Belloch A, Bouvard M et al. (2014) Part 1—you can run but you can't hide: intrusive thoughts on six continents. J Obsessive-Compulsive and Related Disorders 3(3):269–279. https://doi.org/10.1016/j.jocrd.2013.09.002.

Wilhelm S, Steketee GS (2006) Cognitive therapy for obsessive compulsive disorder: a guide for professionals. New Harbinger Publications, New York

Wie gehe ich mit Zwangsgedanken um?

4

Zusammenfassung

In diesem Kapitel wurden Strategien vorgestellt, die in jedem Behandlungssetting und in jeder Situation angewendet werden können. Sie dienen im Einzelfall der Entlastung und Vorbereitung einer störungsspezifischen Behandlung. Betroffene reagieren auf Zwangsgedanken oft unmittelbar, da sich die Gedanken echt anfühlen und sie diese als scheinbare Wahrheit bewerten. Die Akzeptanz- und Commitmenttherapie (ACT) bietet viele praktische Übungen, um Distanz zu belastenden Gedanken herzustellen. Achtsamkeitsbasierte Ansätze zielen hingegen darauf ab, die Aufmerksamkeit auf den gegenwärtigen Moment zu lenken. Die hier vorgestellten Übungen dienen dazu, sich von Gedanken resp. Zwangsgedanken zu distanzieren, diese akzeptieren zu lernen und loslassen zu können.

Inhalt von Zwangsgedanken „normalisieren"

Zwangsgedanken sind oft schambesetzt und werden von Betroffenen als bedrohlich empfunden. Wenn Betroffene von ihren Zwangsgedanken berichten, dann ist es wichtig, ruhig, entspannt und ermutigend zu kommunizieren. Beispielsweise so: „Ja genau, was Sie schildern sind Zwangsgedanken, sie sind inhaltlich harmlos. Erzählen Sie ruhig weiter…sehr gut!" Sie können auch von anderen Zwangsbetroffenen berichten, die beispielsweise Zwangsgedanken haben. Dadurch signalisieren Sie, dass Ihnen diese Art von Gedanken bekannt sind, Sie sich also fachlich auskennen und dass es andere Menschen gibt, die ähnliche Gedanken haben. Wenn es für Sie stimmig ist und in der Situation hilfreich ist, dass sich Ihr Gegenüber besser öffnen kann, können Sie auch Ihre eigenen aufdringlichen Gedanken teilen.

Zwangsgedanken gehören aus kognitionspsychologischer Sicht zu normalen mentalen Prozessen. Ca. 80-90% aller Menschen haben aufdringliche Gedanken, das ist normal. Im Unterschied zu Menschen mit einer Zwangsstörung messen diese den aufdringlichen Gedanken keine besondere Bedeutung zu und die Gedanken verflüchtigen sich dadurch wieder.

▶ **Tipp**

Teilen Sie Ihr Wissen über normale aufdringliche Gedanken mit den Patienten:

Beispiele für aufdringliche Gedanken von Gesunden (aus: Rachman & de Silva 1978).
Gedanken, aus dem Fenster zu springen
Gedanken, vor einen einfahrenden Zug zu springen
Gedanken, jemanden zu verletzen
Gedanken, Kinder durch körperliche Gewalt zu verletzen
Gedanken, eine bekannte oder unbekannte Frau zu vergewaltigen
Gedanken, dass eine nahestehende Person einen Unfall hat
Der Gedanke: „Ich wünsche, sie/er wäre tot", bezogen auf eine nahe-stehende Person
Der Gedanke: „Habe ich dieses Verbrechen begangen?", wenn man Nachrichten über ein Verbrechen liest oder hört

Unterschied Beobachterperspektive auf Gedanken versus mit Gedanken ver-haftet sein aufzeigen
Ist man immer in Gedanken, hat man zu seinen Gedanken keinen Abstand. Betroffene reagieren auf Zwangsgedanken oft unmittelbar, da sich die Gedanken echt anfühlen und sie diese als scheinbare Wahrheit bewerten. Zwischen Reiz und Reaktion liegt keine Zeitspanne. Wenn es darum geht, alternative Reaktionsweisen im Umgang mit Zwangsgedanken zu erarbeiten, ist es notwendig, die Zeitspanne zwischen Reiz und Reaktion zu verlängern. Wenn Sie möchten, können Sie diese Übung als Selbsterfahrung mitmachen.

▶ **Tipp**

Eine gute Übung, um Distanz zu Gedanken zu illustrieren:
   Stellen Sie sich vor, Ihre Hände *wären* Gedanken. Halten Sie Ihre Hände locker so vor sich, sodass Sie beide Handflächen betrachten können. Bewegen Sie die Hände langsam in Richtung Ihres Gesichtes, bis sie Ihre Augen bedecken. Nehmen Sie sich einige Sekunden Zeit, um Ihre Umgebung durch die Lücken zwischen Ihren Fingern zu betrachten. Wie wirkt sich das auf Ihre Sicht aus? Wie wäre es, den ganzen Tag mit den Händen vor Ihren Augen herumzulaufen? Wie stark würde Sie das einschränken? Wie viel würde Ihnen entgehen? Wie stark würde es Ihre Fähigkeit einschränken, in Kontakt mit Ihrer Umwelt, den Menschen zu sein? Das ist ähnlich dem Zustand von Verschmelzung mit Gedanken - das Gegenteil von Distanz zu Gedanken. Wir sind

in unseren Gedanken so stark gefangen, dass wir den Kontakt zur Erfahrung im Hier und Jetzt verlieren. Die Gedanken beeinflussen unser Verhalten so sehr, dass wir in wirkungsvollem Handeln eingeschränkt sind. Nehmen Sie langsam die Hände vom Gesicht und betrachten Sie diese aus einer Distanz. Nehmen Sie wahr, wie viel leichter es ist, mit der Welt um Sie herum in Kontakt zu sein. Je größer der Abstand zwischen den Händen und Ihrem Gesicht ist, desto mehr können sie sehen. Die Übung soll Ihnen helfen zu erkennen, dass Sie Distanz zu ihren Gedanken schaffen können, indem Sie lernen, auf diese zu sehen. Sie können diese Übung auch anwenden, wenn Sie mit Ihren Gedanken verschmolzen sind.

Distanzierungstechniken Gedanken
Die Akzeptanz- und Commitmenttherapie (ACT) bietet viele praktische Übungen, um Distanz zu Gedanken im Allgemeinen herzustellen. Es braucht eine alternative Reaktion auf Zwangsgedanken als die bislang angewandte (Kampf, Unterdrückung, Fehlbewertung), da diese die Zwangsgedanken nur verstärkt.

Die ACT ist eine Therapiemethode, die in einem breiten Anwendungsgebiet wissenschaftlich gut belegt ist (Gloster et al. 2020). Für die Behandlung von Zwangsstörungen liegen ebenfalls Studien vor, die eine gute Wirksamkeit belegen (Twohig et al. 2018).

Die folgenden Techniken sind bewährte Distanzierungstechniken, die den Betroffenen erleichtern sollen, anders auf ihre Zwangsgedanken zu reagieren, ohne diese zu unterdrücken.

Im Gespräch mit Patienten können Sie diese einladen, Gedanken immer als Gedanken zu benennen. *Ich habe den Gedanken,* mich an einem Kind vergehen zu können. *Ich habe den Gedanken,* mich mit HIV angesteckt zu haben. *Ich habe den Gedanken,* mich schuldig gemacht zu haben. Als Fachperson können Sie Patienten darin unterstützen, indem Sie dies in ihrer Kommunikation genauso machen. *Sie haben gerade von dem Gedanken berichtet,* dass Sie sich mit HIV angesteckt haben könnten. Der Vorteil dieser Technik ist, dass Patienten wie Fachpersonen diese immer anwenden können, selbst wenn sie unsicher sind, ob es sich bei einem Gedanken um einen Zwangsgedanken handelt oder nicht.

Fällt es Patienten schon leicht, ihre Zwangsgedanken zu identifizieren, dann benennen sie diese direkt als Zwangsgedanken. *Ich habe gerade den Zwangsgedanken gehabt,* dass ich meine kleine Schwester verletzt haben könnte. Als Fachperson ermutigen Sie Betroffene ihre Zwangsgedanken auszusprechen, indem Sie beispielsweise in entspannter und ruhiger Stimmlage sagen: Sehr gut, das ist ein Zwangsgedanke, sprechen Sie ruhig weiter. Es ist wichtig, die Zwangsgedanken auszusprechen, da jegliche Unterdrückungsversuche die Zwangssymptomatik nur verstärken.

Eine weitere Methode ist das *Aufschreiben des Gedankens.* Sie können den Patienten anleiten, indem Sie ihn in einem ersten Schritt bitten, den Zwangsgedanken zu notieren.

1. Notieren: Ich könnte mich von einem Hochhaus stürzen.
   Geben Sie dem Patienten 30 s Zeit in sich hineinzuspüren, während er den
   Zwangsgedanken liest. Wie fühlt es sich an? In einem weiteren Schritt bitten
   Sie ihn nun, voranzustellen: Ich habe den Gedanken, ...
2. Notieren: Ich habe den Gedanken, ich könnte mich von einem Hochhaus
   stürzen.
   Geben Sie dem Patienten wieder 30 s Zeit in sich hinein zu spüren, während
   er diesen Satz liest. In einem letzten Schritt bitten Sie den Patienten Folgendes
   voran zu stellen: Ich nehme wahr, dass ich den Gedanken habe, ...
3. Notieren: Ich nehme wahr, dass ich den Gedanken habe, ich könnte mich von
   einem Hochhaus stürzen.

Geben Sie dem Patienten wieder Zeit in sich hinein zu spüren. Besprechen
Sie dann die Übung nach. Wie haben sich die einzelnen Schritte angefühlt?
Gab es Unterschiede? In der Regel fühlen sich Schritt 2 und 3 entspannter an,
zunehmende Distanzierung führt zu zunehmender Entspannung. Zwischen Reiz
und Reaktion ist eine Zeitspanne entstanden.

Weitere Distanzierungstechniken:

Eine weitere Technik ist das Singen des Gedankens mit einer ausgedachten
Melodie oder bekannten Melodie, zum Beispiel „Happy Birthday" oder
den Gedanken mit verstellter Stimme übertrieben langsam oder übertrieben
schnell aussprechen oder
den Gedanken mit einer Stimme einer Figur aus einem beliebigen Film, Zeichen-
trickfilm oder der Stimme eines Sportkommentators sprechen.
Bei diesen Übungsvorschlägen wird oft gelacht. Das ist ein gutes Zeichen und
deutet bereits auf eine gelungene Distanzierung zu den bedrohlichen Gedanken
hin.

▶   Es ist wichtig, dass die Betroffenen diese Distanzierungstechniken
       regelmäßig üben. Die Zwangsgedanken werden dadurch an Kraft ver-
       lieren, ohne dass man an ihrem Inhalt etwas verändern muss.

Diese Distanzierungstechnik kann auf die Zwangsstörung als solche ausgedehnt
werden, indem der Zwang personalisiert wird: ihm etwa einen Namen geben, ihn
visualisieren mit einem für den Betroffenen passenden Bild. So hat ein Patient
seinem Zwang den Namen „Piesacker" gegeben. Dieser sitzt auf seiner Schulter
mit einer Heugabel in der Hand und piekst den Patienten wiederholt damit. Eine
andere Betroffene hat für ihren Zwang das Bild einer ekligen schleimigen Kröte
gewählt. Der Fantasie sind hier keine Grenzen gesetzt. Diese Techniken unterstützen die Distanzierung zum Zwang, indem man ihn zum Gegenüber macht.
So kann man mit dem Zwang in Kontakt treten: Hallo, na wie ist die Stimmungslage heute? Wovor möchtest du mich heute bewahren? Oder man stellt sich den

Zwang als Nachrichtensprecher vor: Oh, da werden wieder nur Katastrophen gemeldet. Oder der Zwang wird zum Patienten und man selbst zum behandelnden Psychiater: Was kann ich heute für Sie tun? Ah, das sieht mit nach einem schweren Fall akuter Dramatisierung, Panikmache, Übertreibung aus.

Den Zwang zu personalisieren, kann Betroffene darin unterstützen, sich nicht mit ihrer Erkrankung zu identifizieren. Ein Mensch mit einer Zwangsstörung ist mehr als sein Zwang. Er ist Betroffener einer Zwangsstörung, liebevoller Vater, engagierter Kollege, er ist Facharbeiter, jemand mit dem man sich gut unterhalten kann, naturverbunden, freundlich mit seinen Mitmenschen, humorvoll und vieles andere mehr.

Als Fachperson können Sie diese Distanzierungstechnik unterstützen, indem sie im Gespräch mit Patienten den Zwang ebenfalls personalisieren. Was sagt ihnen ihr Zwang in diesem Moment? Drohen schreckliche Katastrophen? Wie denken Sie selbst darüber? Diese Fragen sind für Menschen mit Zwangsstörungen oft schwer zu beantworten, da sie allenfalls schon lange mit der Erkrankung leben und sich mit der Zwangsstörung identifizieren. Dann sind folgende Fragen hilfreich: Wie haben Sie vor Ihrer Zwangsstörung gedacht, gehandelt? Was würden Sie in dieser Situation einem Freund raten?

Zwangsgedanken akzeptieren
Unangenehm, schambehaftete Gedanken zu akzeptieren ist nicht leicht. Akzeptanz bedeutet, sich für einen unangenehmen Gedanken zu öffnen, ihm Raum zu geben und ihn möglichst freundlich zu begrüßen, also den Widerstand und Kampf gegen den Gedanken loszulassen. Unangenehme Gedanken kontrollieren zu wollen ist nachvollziehbar, jedoch führt der Versuch, sie zu kontrollieren, dazu, dass sie sich noch hartnäckiger aufdrängen.

Eine Metapher hierzu: Es gibt diese Filme, in denen der Böse in Treibsand gerät. Je mehr er sich herauskämpfen möchte, desto tiefer sinkt er ein. Stattdessen sollte er sich besser auf den Rücken legen, die Arme und Beine ausbreiten und auf der Oberfläche treiben. Das ist nicht einfach, weil wir instinktiv kämpfen. Kämpfen wir in dieser Situation instinktiv, sind wir verloren. Sich auf den Rücken legen und treiben lassen ist schwierig, da es kein angeborenes Verhalten ist. Es ist nicht nur weniger anstrengend als kämpfen, sondern fürs Überleben wesentlich.

Akzeptanz ist ein Prozess, der Zeit braucht. Es ist weniger eine Methode, sondern eine Haltung (Harris 2011). Es geht also darum, eine neue Einstellung gegenüber den Gedanken zu entwickeln. Am Ziel angekommen sind es immer noch dieselben Gedanken mit denselben Inhalten, sie belasten aber weitaus weniger oder gar nicht mehr.

Akzeptanz hat nichts mit aushalten oder ertragen zu tun. Um das Verständnis für Akzeptanz anzuregen, stelle ich Patienten oft die folgende Frage: Stellen Sie sich vor, Sie kommen in eine neue Gruppe von Menschen. Welche Umstände müssten gegeben sein, damit Sie sich in der Gruppe akzeptiert fühlen? Oft kommen Antworten wie: Freundlichkeit, Zugewandtheit, Interesse, mich so nehmen wie ich bin, Fragen stellen, Blickkontakt, lächeln.

Dann frage ich weiter: Wie lässt sich dies auf ihre Zwangsgedanken übertragen. Wie können Sie Zwangsgedanken in der beschriebenen Art begegnen. Wie würde das konkret aussehen? Beispielsweise kann man einen Zwangsgedanken freundlich begrüßen: Hey guten Morgen, wie geht's dir? Schön dich zu sehen!

Es kann sein, dass diese Form jemandem nicht liegt oder zu abstrakt ist. Fragen Sie daher Patienten immer nach eigenen Ideen. Im Grunde geht es darum, anders auf Zwangsgedanken zu reagieren als bisher. Für den interessierten Leser hier noch ein Tipp.

▶ ACT leicht gemacht. Ein grundlegender Leitfaden für die Praxis der Akzeptanz- und Commitment-Therapie. Mit vielen Übungsvorschlägen, praktischen Beispielen und Metaphern (Harris 2011).

Zwangsgedanken loslassen
Um das Bewusstsein der Betroffenen dafür zu erhöhen, dass vor allem Strategien zur Kontrolle problematisch sind, hier die folgende Übung: Tauziehen mit einem Monster.

Stellen Sie sich vor, Sie würden mit einem riesigen Monster Tauziehen spielen (Wählen Sie für das Monster einen Namen, zum Beispiel Zwangsmonster). Sie halten das eine Ende des Seils und das Monster das andere Ende. Zwischen Ihnen befindet sich ein riesiger, bodenloser Graben. Sie ziehen mit aller Kraft, aber das Monster zieht Sie immer näher an den Graben heran. Was sollten Sie in dieser Situation am besten tun?

Stärker ziehen? Diese Antwort scheint naheliegend. Aber je stärker sie ziehen, desto stärker zieht auch das Monster. Sie stecken fest. Was müssen Sie tun? Das Seil loslassen? Genau. Wenn Sie das Seil loslassen, ist das Monster zwar immer noch da, aber Sie sind nicht mehr in einen Kampf mit ihm verwickelt. Jetzt können Sie sinnvolleres tun.

▶ Sehr wirkungsstark und amüsant ist es, diese Übung gemeinsam mit den Betroffenen durchzuführen. Nehmen Sie dazu ein Seil. Die Fachperson spielt das Monster und hält das Ende des Seils sehr fest, während der Betroffene am anderen Ende zieht.

Alle oben vorgestellten Übungen dienen dazu, Gedanken, Zwangsgedanken distanzieren und akzeptieren zu lernen. Die nächsten Übungen unterstützen das Loslassen der Gedanken. Um die Gedanken loslassen zu können, muss man in der Lage sein, die Aufmerksamkeit zu lenken. Weg von den Gedanken und mit der Aufmerksamkeit ins Hier und Jetzt.

Menschen mit Zwangsgedanken sind in ihrer Wahrnehmung eingeengt, da sie in den immer gleichen Gedanken gefangen sind (Külz 2017). Folge dessen sind sie eingeschränkt präsent. Beim Autofahren flüstert ihnen ihr Zwang zu, ob sie sicher sind, dass sie nicht versehentlich jemanden überfahren haben. Der Zwangsgedanke löst Unsicherheit und Angst aus, das führt dazu, dass sie dauernd in den

Seiten- und Rückspiegel schauen, anstatt ihren Blick beim Fahren weit vorne auf die Fahrbahn zu richten. Ihre Aufmerksamkeit ist oft in der Vergangenheit: Habe ich die Flaschen korrekt im Container entsorgt oder versehentlich auf die Straße geworfen? Jemand könnte sich verletzen. Oder der sorgenvolle Blick in die Zukunft: Werde ich mich beim nächsten Hausarztbesuch mit HIV anstecken?

Achtsamkeitsbasierte Ansätze zielen darauf ab, die Aufmerksamkeit auf den gegenwärtigen Moment zu lenken. Im Hier und Jetzt kann die Umwelt mit all ihren Facetten wahrgenommen werden: die schöne Wiese mit den farbigen Blumen, der frische Duft von Gräsern, das Zwitschern der Vögel. Die Aufmerksamkeit kann auf Körperempfindungen gerichtet werden, wie beispielsweise die sanften Bewegungen des Bauches, während man atmet.

Hier eine einfache Anleitung:

▶ **Atem beobachten** Wenn es für Sie angenehm ist, können Sie jetzt die Augen schließen. Sie können diese Übung aber auch mit offenen Augen durchführen. Richten Sie Ihre Aufmerksamkeit auf den Atem. Ist die Atmung tief oder flach? Fließt der Atem schnell oder langsam? Fließt er regelmäßig oder halte ich die Luft an und der Atem ist stockend?
Beobachten Sie einfach nur, ohne den Atem verändern zu wollen. Nehmen Sie den Impuls zum Einatmen, zum Ausatmen und die Pause dazwischen wahr. Folgen Sie den Bewegungen des Atems dort, wo Sie ihn am intensivsten wahrnehmen (Bauch, Brust, Nasenflügel).
Diese Übung kann man Betroffenen für zwischendurch empfehlen. Der Atem ist wie ein innerer Anker, den man auswerfen kann, um sich mit dem gegenwärtigen Moment zu verbinden. Es empfiehlt sich, eine Auswahl unterschiedlicher Achtsamkeitsübungen anzubieten, da Menschen unterschiedlich Zugang zu einer Übung haben.

Wichtig ist Betroffene darauf aufmerksam zu machen, dass sie Achtsamkeitsübungen nicht zur Unterdrückung von Zwangsgedanken anwenden.

Beim Auftreten von Zwangsgedanken ist es deshalb wichtig, dass die ersten beiden Schritte - Benennen und Akzeptieren - nicht ausgelassen werden. Beim Auftreten von Zwangsgedanken kann das so aussehen: Ah, ich nehme gerade den Zwangsgedanken wahr, dass ich mich mit HIV anstecken könnte. *Aufmerksamkeitslenkung*: Gleichzeitig sehe ich diese farbigen Blumen auf der Wiese. Die Blumen sind in rosa, gelb und ich sehe auch weiße Blüten. Ich spüre meine Füße auf dem Boden, die linke Fußsohle ist kräftiger in Kontakt mit dem Boden als die rechte. Etwas weiter weg höre ich Kinder gemeinsam lachen. Dann kann man wieder auf die Ebene der Gedankenbeobachtung wechseln, wahrnehmen, welcher Gedanke in diesem Moment da ist. Dieses *Hin- und her zu pendeln* zwischen den Möglichkeiten soll zu der Erfahrung führen, dass wir unsere Aufmerksamkeit selbst lenken können und entscheiden können, wohin wir sie richten.

Um die Körperwahrnehmung zu trainieren, eignet sich der Body-Scan. Beim Body-Scan handelt es sich um ein gedankliches Abtasten (Scannen) der verschiedenen Körperregionen, also eine meist strukturierte Reise durch den eigenen Körper um auftauchende Empfindungen zu erkunden. Gefühle, Wahrnehmungen und Gedanken, die während des Body-Scans auftreten, werden wertfrei angenommen. Im Internet finden sich zahlreiche kostenlose Anleitungen für Body-Scans. Diese variieren in der Dauer von fünf Minuten bis zu 40-minütigen Anleitungen. Kurze Scans eignen sich sehr gut, um die Körperwahrnehmung auch zwischendurch zu trainieren.

▶ Für die meisten Menschen ist der Begriff der Achtsamkeit unproblematisch. Einige verbinden mit dem Begriff Hypnose, Esoterik, Spiritualität und Religion. Sie können stattdessen auch von einer Art der Wahrnehmung, dem Umgang mit Gedanken und Gefühlen sprechen und alternative Begriffe wie wahrnehmen, beobachten, präsent sein, sich konzentrieren verwenden.

Um Gedanken loszulassen, bieten sich auch Imaginationsübungen an.

Eine Anleitung für die Übung: Blätter auf einem Fluss.

Nehmen Sie eine bequeme Haltung ein und schließen Sie die Augen, wenn es für Sie angenehm ist. Alternativ können Sie mit offenen Augen einen Punkt vor sich betrachten.

1. Stellen Sie sich vor, sie sitzen am Ufer eines Flusses. Auf der Oberfläche des dahinfließenden Flusses treiben Blätter. Ihrer Fantasie sind keine Grenzen gesetzt.
   (10 s Pause)
2. Nehmen Sie nun jeden Gedanken, der in ihrem Kopf auftaucht, und legen Sie diesen auf ein Blatt, das im Fluss treibt. Schauen Sie zu, wie das Blatt den Fluss hinuntertreibt. Wenn Sie gerade denken, ich habe keinen Gedanken, dann legen Sie auch diesen Gedanken auf das Blatt.
   (10 s Pause)
3. Geht Ihre Aufmerksamkeit spazieren und lenkt Sie dadurch von der Übung ab, ist das normal. Nehmen Sie es freundlich zur Kenntnis und lenken Sie sie wieder zurück zum Fluss.
   (20 s)
4. Lassen Sie den Fluss fließen, beschleunigen Sie den Lauf des Wassers nicht. Lassen Sie die Blätter im Fluss dahingleiten.
   (20 s)
5. Sollte der Gedanke auftauchen, dass sie zu blöd sind und das nicht können, legen Sie auch diesen Gedanken auf ein Blatt.
   (20 s)
6. Bleibt ein Blatt hängen, lassen Sie dies zu. Taucht Langeweile oder Ungeduld auf, nehmen Sie es zur Kenntnis. Ah, ich nehme Langeweile wahr. Dann legen Sie auch diese Wahrnehmung auf ein Blatt und lassen diese davontreiben.

Setzen Sie die Übung noch einige Minuten fort und sprechen Sie gelegentlich folgenden Hinweis: Ihre Gedanken werden immer wieder weg von der Übung auf Wanderschaft gehen. Das ist normal. Lenken Sie die Aufmerksamkeit einfach immer wieder auf die Übung.

Bringen Sie die Übung nun zu Ende, leiten Sie eine aufrechte Sitzposition ein, leiten Sie an, 2-3mal tief durchzuatmen und die Augen zu öffnen. Regen Sie dazu an, sich im Raum umzusehen, anzuregen, was man sieht, hört und sich zu strecken, wenn man möchte.

Nachbesprechung der Übung: Welche Art von Gedanken haben Sie in Beschlag genommen? Wie war es für Sie, Gedanken kommen und gehen zu lassen, ohne an ihnen festzuhalten?

Hat der Patient die Strömung beschleunigt, um die Gedanken wegzuschwemmen? Falls ja, hat er die Übung als Kontrolltechnik umgewandelt, um seine Gedanken loszuwerden. Darum geht es in dieser Übung nicht. Das Ziel besteht darin, den natürlichen Gedankenfluss zu beobachten, den Gedanken erlauben, in ihrer eigenen Zeit zu kommen und zu gehen.

▶   Ein empfehlenswertes Selbsthilfebuch mit Achtsamkeitsübungen für Menschen mit Zwangsstörungen: Dem inneren Drachen mit Achtsamkeit begegnen, von Külz (2017).

In diesem Kapitel wurden Strategien vorgestellt, die in jedem Behandlungssetting und in jeder Situation angewendet werden können. Sie dienen im Einzelfall der Entlastung und Vorbereitung einer störungsspezifischen Behandlung.

Literatur

Gloster AT, Walder N, Levin ME, Twohig MP, Karekla M (2020) The empirical status of acceptance and commitment therapy: a review of meta-analyses. J Contextual Behav Sci 18:181–192

Harris R (2011) ACT leicht gemacht. Ein grundlegender Leitfaden für die Praxis der Akzeptanz- und Commitment-Therapie. 1. Aufl. Arbor, Freiburg im Breisgau

Külz AK (2017) Dem inneren Drachen mit Achtsamkeit begegnen. Selbsthilfe bei Zwängen; mit Online-Materialien, 1. Aufl. Beltz, Weinheim

Rachman S, de Silva, P (1978) Abnormal and normal obsessions. Behav Res Ther 16(4):233–248. https://doi.org/10.1016/0005-7967(78)90022-0

Twohig MP, Abramowitz JS, Smith BM, Fabricant LE, Jacoby RJ, Morrison KL et al (2018) Adding acceptance and commitment therapy to exposure and response prevention for obsessive-compulsive disorder: a randomized controlled trial. Behav Res Ther 108:1–9. https://doi.org/10.1016/j.brat.2018.06.005

Zwangshandlungen

Zusammenfassung

In diesem Kapitel werden Fallbeispiele unterschiedlicher Zwangshandlungen dargestellt. Die meisten Betroffenen leiden an einer Kombination mehrerer Zwänge. Eine Sonderform von Zwängen sind die mentalen Zwangshandlungen, die ausschließlich gedanklich durchgeführt werden. Anhand der Fallbeispiele werden zudem hilfreiche Interventionen für unterschiedliche Behandlungssituationen eingeführt. Angehörige, wichtige Bezugspersonen und/oder Fachpersonen werden häufig in die Zwangssysteme von Betroffenen miteinbezogen. Daher werden erweiterte Formen von Zwangshandlungen vertieft betrachtet: die delegierte Zwangshandlung, vom Zwang auferlegte Regeln und die Rückversicherung. Da die Mithilfe schwächt und die Zwangserkrankung verstärkt, ist es wichtig, die Mithilfe schrittweise zu reduzieren. Entsprechende Interventionen werden ausgeführt.

Stellen Sie sich vor, Sie stehen kurz vor einem längeren Urlaub. Bevor Sie losgehen, ist es Ihnen wichtig, in Ihrer Wohnung zu prüfen, ob alle Geräte ausgeschaltet sind. Sie gehen in die Küche und kontrollieren den Herd. Was machen Sie genau? Wie prüfen Sie, ob der Herd aus ist? Sind die Platten heiß? Sind die Schalter auf Null? Brennt ein Licht? Diese Kontrolle ist logisch nachvollziehbar.

Die Herdkontrollen von Betroffenen sehen anders aus. Eine leuchtende oder nicht leuchtende Betriebsanzeige ist nicht ausschlaggebend. Die Person stellt sich vor den Herd und konzentriert sich zuerst einen Moment. Anschließend klopft sie dreimal mit dem Zeige- und Mittelfinger ihrer rechten Hand auf jeden Schalter, von rechts nach links. Diesen Vorgang wiederholt sie mehrmals. Dann hält sie ihre flache Hand über die Herdplatte. Danach geht es wieder zurück zu den Herdschaltern. Dreimal klopfen. Das dauert manchmal fünf Minuten, schlimmstenfalls drei Stunden.

Wie lassen sich diese unterschiedlichen Zeitspannen erklären?

Fragt man die Patienten, wann sie eine Kontrolle abschließen können, dann zögern sie oft. Es muss sich richtig anfühlen. Der Vorgang muss nach bestimmten Regeln ablaufen und es darf dabei keine Störung geben.

Gibt es einen gedanklichen Teil, welcher bei dem Ritual eine Rolle spielt?

Eine mögliche Antwort könnte lauten: „Wenn ich gleichzeitig an meine Großmutter denke oder die Farbe Grün, dann muss ich den gesamten Vorgang von vorne beginnen."

Beispiel

Eine Patientin mit Waschzwang zählt für sich immer die Siebenerreihe während des Händewaschens. Wenn man nachfragt, bei welcher Zahl die Hände sauber sind, antwortet sie unterschiedlich. Manchmal bei 21 und manchmal bei 700. Es muss sich gut anfühlen. ◄

Ein wesentliches Merkmal der Zwangsstörung ist, dass Zwangshandlungen weder rational noch zielführend sind. Die Herdkontrolle wird nicht wirksamer, wenn man dabei nicht an die eigene Großmutter denkt, oder so lange da stehen bleibt, bis sich ein gutes Gefühl einstellt. Ob die Hände sauber sind oder nicht, entscheidet nicht eine Zahl. Die Zwangshandlung folgt einer inneren Logik. Die Zwangshandlung ist der Versuch, das Gefühl von Kontrolle und Sicherheit herzustellen. Die Betroffenen wissen oft, dass das, was sie machen, verstandesmäßig nicht logisch oder zumindest übertrieben ist. Sie können nicht anders und leiden darunter, wenn man sie nicht versteht.

5.1   Welche Arten von Zwängen gibt es?

In der Praxis beobachtet man, dass die meisten Betroffenen nicht nur an einem Zwang, sondern einer Kombination von mehreren Zwängen leiden. Dabei können die Zwänge unterschiedlich stark ausgeprägt sein und sie können sich im Laufe der Zeit verändern. Beispielsweise kann ein Kontrollzwang über die Jahre schwächer werden und ein Waschzwang neu dazukommen. Zu den häufigsten Zwangshandlungen zählen Wasch-, Reinigungs- und Kontrollzwänge (Rufer und Fricke 2016).

Wasch- und Reinigungszwänge

Beispiel

Frau Neumann, 47 Jahre alt, ist Mutter von zwei Söhnen. Aufgrund ihrer Zwangsstörung bezieht sie seit drei Jahren eine Invalidenrente. Wasch- und

Reinigungszwänge ziehen sich durch ihren ganzen Alltag: Sie ist täglich 15 Stunden mit Duschen, Händewaschen und dem Desinfizieren von Gegenständen beschäftigt. In der Wohnung herrschen vom Zwang auferlegte Regeln. Betreten sie oder ihre Kinder die Wohnung, ziehen sie sich bereits im Flur aus. Anschließend wird geduscht und die Haare werden gewaschen. Das Sofa im Wohnzimmer darf nur frisch geduscht und mit frischen Kleidern benutzt werden. Keine fremde Person darf die Wohnung betreten, selbst die Schulfreunde ihrer Kinder nicht. Die Vorstellung, Schmutz von draußen könne in die Wohnung gelangen, löst bei Frau Neumann massiven Ekel aus. Daher fällt es ihr auch schwer, sich im öffentlichen Raum zu bewegen – so fasst sie beispielsweise schon lange keine Türklinken, Haltegriffe im Bus und Geldstücke mehr an. ◄

Bei Wasch- und Reinigungszwängen ekeln sich die Betroffenen vor eigenen und/ oder fremden Sekreten wie Urin, Kot, Blut, Speichel und Sperma oder schlichtweg vor Schmutz. Sie haben Angst vor ansteckenden Krankheiten, wie HIV oder Hepatitis, sowie die Sorge, mit giftigen Substanzen, wie ausgelaufenen Batterien, in Kontakt zu kommen. Sich selbst beziehungsweise anderen damit zu schaden, begründet das dazugehörige Zwangsverhalten.

Betroffene unterteilen ihre Umgebung oft in „saubere" und „kontaminierte" Bereiche. So kann der Eingangsbereich einer Wohnung als „kontaminiert" gelten, da dies der erste Bereich ist, der Schmutz von außen in die Wohnung bringt. Das Bett im Schlafzimmer und der Kleiderschrank können als „saubere" Zone gelten. Darüber hinaus können auch Menschen in ihrem Umfeld eingeteilt werden in „sauber" und „kontaminiert". Dies kann mitentscheidend sein, ob bei einem Kontakt spezielles Reinigungsverhalten ausgeführt werden muss.

Eine große Zahl von Betroffenen verliert über die vielen Jahre mit Reinigungszwängen die Orientierung, was normales Verhalten ist und wann das Zwangsverhalten beginnt. So kann es sein, dass eine Patientin jedes Geschirrstück mit Schwamm und Reinigungsmittel säubert, bevor sie es in die Spülmaschine stellt und davon ausgeht, dass die Allgemeinheit das auch so macht.

Oft werden an Fachpersonen detaillierte Fragen gestellt, um sich zu orientieren. Beispielsweise: In welchen Situationen waschen Sie sich die Hände? Oder: Wann reinigen Sie einen Tisch? Da es in der Bevölkerung bezüglich dem Hygiene- und Reinigungsverhalten eine große Bandbreite gibt, ist es sinnvoll, den Patienten zu raten, auch vertraute Menschen in ihrem Umfeld zu befragen, um dann für sich zu entscheiden, an welchem neuen Verhalten sie sich orientieren möchten.

▶   Eine neue Regel zur Orientierung könnte sein, dass über die Sinneswahrnehmung (sehen, riechen, tasten, hören, schmecken) entschieden wird. Ist etwas sichtbar? So könnte man vereinbaren, dass beispielsweise ein Tisch nur bei sichtbarem Schmutz gereinigt wird.

Es ist nicht außergewöhnlich, dass Zwangsstörungen einen hohen Verbrauch von Materialien und Ressourcen mit sich bringen. Entsprechend entstehen damit einschneidende finanzielle Belastungen, da oft große Mengen an Waschmittel, Haushaltstüchern, WC-Rollen etc. gebraucht werden. Auffällig hoher Wasser- und Stromverbrauch kann bei einer Hausverwaltung Aufmerksamkeit erregen, was wiederum ein Gespräch mit der Hausverwaltung nach sich ziehen kann. Da Scham Betroffene belastet, kann es hilfreich sein, wenn eine Fachperson ein solches Gespräch beratend vorbereitet und falls nötig begleitet. Hier ist sozialarbeiterische Beratung hilfreich. Man kann beispielsweise eine Budgetplanung aufstellen, ein Stiftungsgesuch stellen etc.

Zudem kann man mit dem Zwang Kompromisslösungen aushandeln, wenn noch keine Strategien zur Unterlassung von Zwangshandlungen vorhanden sind. Wie zum Beispiel den Ablauf der Zwangshandlungen anzupassen: Die Waschmaschine braucht nicht direkt nach dem Gebrauch der Wäsche angestellt werden, sondern zu Zeiten von günstigen Stromtarifen.

Die langen Waschrituale hinterlassen oft sichtbare Spuren auf der Haut. Trockene Hände mit blutigen Stellen bis hin zu Hautekzemen sind keine Seltenheit. Die Hände sehen oft unnatürlich blassweiß bis rosarot gefärbt aus. Der Anteil der zwangserkrankten Patienten, die sich aufgrund einer Hauterkrankung primär an eine dermatologische Sprechstunde wenden, liegt je nach Untersuchung zwischen 9 und 35% (Sheikhmoonesi et al. 2014). Interessant ist, dass die Betroffenen zuerst einen Dermatologen aufsuchen und erst später eine psychiatrisch-psychotherapeutische Hilfe. Die wesentlichen Gründe dafür scheinen ein ausgeprägtes Schamgefühl und eine Verheimlichungstendenz zu sein. Die natürliche Schutzreaktion der Haut und der Schleimhäute wird geschwächt und kann zu blutigen Stellen führen. Kleinste blutige Stellen an den Händen sind für einen Betroffenen wiederum mit Kontaminationsängsten problematisch und verstärken das Zwangsverhalten. Die Hände werden noch häufiger gewaschen. Was, wenn ich eine noch unerkannte gefährlich ansteckende Erkrankung habe? Ich könnte diese durch meine blutigen Stellen an den Händen weiter übertragen und jemandem damit schaden. Hautpflaster auf die blutigen Stellen aufzutragen und wieder auszuwechseln und möglichst nicht in Kontakt mit der blutigen Stelle zu kommen, kann zu einer belastend angstbesetzten Handlung werden. Nebst Hautärzten werden auch andere Fachärzte von Betroffenen mit Reinigungszwängen aufgesucht, wie etwa Zahnärzte. Exzessives Reinigen der Zähne kann dazu führen, dass das Zahnfleisch verletzt wird.

Bei Kontaminationsängsten ist es Betroffenen im Extremfall nicht mehr möglich, die eigene Wohnung zu verlassen. In solchen Fällen kümmern sich oft die Angehörigen um die Betroffenen und bleiben häufig schwer belastet, ratlos und mit der Situation völlig überfordert zurück. Die Behandlung von Menschen mit Zwangsstörungen konfrontiert einen häufig mit schwierigen Situationen, die wesentlich durch die Erkrankung bestimmt sind. Dies erfordert von Fachpersonen einen offenen und kreativen Geist.

▶ **Tipp**
Bei Betroffenen, die ihre eigenen vier Wände nicht mehr verlassen können, ist eine telefonische Beratung zu erwägen. Wenn die Nutzung des Telefonapparates oder Handys gleichfalls zwangsbesetzt ist, kann dies keine Alternative sein.

Die häusliche psychiatrische Pflege bietet Hilfe vor Ort. Falls fremde Personen die Wohnung nicht betreten dürfen, können für den Aufbau eines Vertrauensverhältnisses, Termine außerhalb der Wohnung, vor der Tür oder im Garten angeboten werden, denn in den meisten Fällen schaffen es die Betroffenen dorthin.

Die pflegerischen Fachpersonen leisten vor Ort grundlegende Stabilisierung, damit zu einem späteren Zeitpunkt eine Therapie überhaupt möglich wird.

Zudem entlasten sie die Angehörigen einfühlsam wie beratend.

Auch im stationären Behandlungssetting führen Zwangsstörungen immer wieder zu Problemen, welche die Organisation und das Miteinander betreffen können. Ein typischer Konflikt entsteht beispielsweise dann, wenn das Badezimmer geteilt werden muss und eine Person dieses aufgrund der Zwangserkrankung lange Zeit blockiert und die andere Person daraufhin droht, aus diesem Grund die Therapie abzubrechen. Die Organisationsabläufe, Therapieprogramme und Essenszeiten können durch ausgeprägte Duschrituale gestört werden und auch Pflegende an ihre Grenzen bringen.

Der Betroffene ist gefordert, sich mit seinen bestehenden Zwängen in einen stationären Ablauf einzufügen. Dafür ist es nötig, Lösungen zu finden. Menschen mit Zwangsstörungen sind ausgesprochen kreativ, denn täglich stellen sich ihnen krankheitsbedingt neue herausfordernde Alltagssituationen. Sie sind es also gewöhnt, Probleme zu lösen. Auf das obige Beispiel angewendet, könnte dies beispielsweise so aussehen: Ich kann verstehen, dass es für sie schwierig ist, das Bad rechtzeitig zu verlassen, weil der Zwang Sie so lange aufhält. Gleichzeitig hat Ihr Zimmernachbar das Bedürfnis, das Bad zu nutzen. Haben Sie eine Idee, was wir da machen können? Eine mögliche Lösung könnte sein, einen Zeitplan für die Badnutzung aufzustellen. Nicht immer lässt sich ein Kompromiss finden. Dann sollte man gemeinsam mit dem Patienten Alternativen überlegen. Der Patient mit dem Waschzwang könnte beispielsweise eine Klinik suchen, in der er ein Einzelzimmer bekommen könnte.

In einem spezialisierten, psychotherapeutischen Setting ist es wichtig mitzuteilen, dass Kompromisse für den Behandlungsbeginn gelten. Sie sollen eine Therapie erst ermöglichen. Entlang des Behandlungsverlaufs werden mit neu gewonnenen Kompetenzen die Ausnahmen dann schrittweise abgebaut.

Ein typisches Problem für Betroffene in Kliniken ist, dass Patientenzimmer von Reinigungskräften betreten und gereinigt werden. Die Vorstellung, dass persönliche Gegenstände von anderen angefasst werden, löst Ängste und unangenehme Gefühle aus. Nicht selten werden aus diesem Grund stationäre Therapieangebote nicht wahrgenommen oder nach kurzer Zeit abgebrochen. Es zeigt sich, dass es sinnvoll ist, dieses Thema im Vorgespräch aufzunehmen und zu klären, ob und inwieweit es für eine Person ein Problem ist. Auch wenn institutionelle Abläufe zu berücksichtigen sind, finden sich bestimmt auch in diesen Fällen gemeinsame Lösungen. Beispielsweise kann man den Patienten vorschlagen, dass sie ihre persönlichen Dinge vor der Reinigung zur Seite oder in einen Schrank stellen, damit die Reinigungskraft nichts anfassen muss.

Kontrollzwänge

Beispiel

Herr Starke, 25 Jahre alt, wohnt seit drei Monaten mit zwei Mitbewohnern in einer Wohngemeinschaft und arbeitet als Sozialpädagoge. Seit er von zu Hause ausgezogen ist, haben sich seine Zwänge massiv verstärkt. Alle elektrischen Geräte in der Wohnung sind schrecklich für ihn. Er hat Angst, den Herd oder Teekocher nicht ausgemacht zu haben und verantwortlich, gar schuldig für einen Brand zu sein. Jeden Abend führt er ein Ritual durch, kontrolliert, ob der Herd aus ist, alle Fenster geschlossen sind, die Wasserhähne zugedreht und alle anderen elektrischen Geräte ausgeschaltet sind. Das kann 30 Minuten bis zwei Stunden dauern. Er schämt sich für seine Zwänge, deshalb wartet er mit seinen Kontrollen, bis alle Mitbewohner im Bett sind. Dann führt er so unauffällig wie möglich seine Kontrollrituale durch. Die Wohnung und seine Arbeitsstelle verlässt er niemals als letzter, damit er nicht für ein mögliches Unglück verantwortlich sein kann. Unterwegs und am Arbeitsplatz geht er in Gedanken immer wieder durch, ob er zu Hause alles kontrolliert hat. Seine Zwangshandlungen kosten ihn enorm viel Kraft und Zeit. Daher vermeidet er es, elektrische Geräte zu nutzen, wenn er alleine ist. Den Herd nutzt er gar nicht mehr. ◄

Betroffene von Kontrollzwängen stehen unter starker Anspannung und haben Angst, im nächsten Moment könne etwas Schlimmes passieren. Sie befürchten, etwas übersehen zu haben, das zu einer Katastrophe führen wird – etwa ein Sachschaden, wie z. B. ein Hausbrand oder ein durch ihre Schuld verursachter Tod eines Anderen.

Sie sind kreativ und entwickeln manchmal neue Ideen im Umgang mit ihrem Kontrollzwang, wie sich während einer Herdkontrolle zu filmen oder Fotos vom Herd zu schießen. Das ist zunächst nachvollziehbar, aber die Wahrscheinlichkeit ist groß, dass dies längerfristig zu neuen Zwängen führt.

▶   Raten sie Betroffenen tendenziell von solchen Ideen ab oder benennen
        Sie sie, wenn nicht anders möglich, als vorübergehende Notlösung.

Kontrollen finden meist in der eigenen Wohnung statt oder am Arbeitsplatz. Während der Arbeit können Kontrollen von Terminen, E-Mails, Texten und Zahlen zur Herausforderung werden. Je nach Ausmaß fällt den Arbeitskollegen oder Vorgesetzten der zunehmende Zeitaufwand auf. Ein Betroffener berichtet mir, dass er jahrelang heimlich Überstunden bei der Arbeit gemacht habe, um seine Kontrollen durchzuführen, ohne dass es jemandem aufgefallen sei. Aufgrund einer zunehmenden ausgeprägten Erschöpfung habe er seine Arbeitsstelle schließlich selbst gekündigt. Dieses Muster hat sich über Jahre fortgesetzt. Er habe immer wieder Arbeit gefunden und seine Stellen dann wieder gekündigt und von Stelle zu Stelle sein Arbeitspensum schrittweise reduziert. Die Pensumsreduktion hing mit der zunehmenden Zwangssymptomatik zusammen. Gleichzeitig war es ihm aufgrund ausgeprägter Schamgefühle nicht möglich, mit der Invalidenversicherung in Kontakt zu treten. Der Schritt zur Anmeldung bei der Invalidenversicherung ist erst mit Unterstützung durch das ambulante Helfernetz gelungen. Mit der Invalidenversicherung wurden Wiedereingliederungsmaßnahmen eingeleitet, welche die Zwangsstörung berücksichtigt haben. In seinem Fall wurde ein Arbeitsplatz gesucht, an dem er nicht hauptsächlich mit Zahlen zu tun hat.

Generell stellen Zwangshandlungen ein aktives Vermeidungsverhalten dar. Die Zwangshandlung wird durchgeführt, um unangenehme Gefühle und innere Anspannung zu bewältigen. Damit müssen schwierige Emotionen nicht wahrgenommen werden. Zwangserkrankte sind geradezu Emotionsphobiker. Im Gegensatz dazu vermeiden Menschen mit Angststörungen passiv. Ein Mensch mit Flugangst verzichtet darauf, in ein Flugzeug zu steigen, jemand mit agoraphobischen Ängsten meidet Supermärkte und beauftragt einen Lieferdienst. Aber auch Menschen mit Zwangsstörungen zeigen diese passive Art der Vermeidung. Wie im obigen Beispiel deutlich wird, werden elektrische Geräte und der Herd möglichst nicht benutzt, also vermieden. Ein solches Vermeidungsverhalten ist für die Betroffenen oft schon so normal geworden, dass sie es gar nicht mehr als einen Teil ihrer Zwangsproblematik begreifen. Um das Ausmaß einer Zwangsstörung zu verstehen, ist es deshalb wichtig, genau nachzufragen, denn oft ist das Ausmaß der Zwangssymptomatik größer als angenommen.

▶   Explorative Fragen können Klarheit schaffen: Benutzen Sie alle Räume und Gegenstände in Ihrer Wohnung? Fahren Sie mit den öffentlichen Verkehrsmitteln oder sind Sie immer zu Fuß unterwegs? Gehen Sie einkaufen?

Ein weiterer wesentlicher Aspekt ist, dass Vermeidungsverhalten bei Zwangsstörungen im Gegensatz zu Angststörungen nur bedingt entlastet. In der Regel sind bei Phobien die angstauslösenden Situationen begrenzter und die Angst geht schnell zurück, wenn die Situation verlassen wird. Menschen mit Phobien können ihre Angst alleine durch Fluchtverhalten bewältigen. Ein Betroffener mit einer Spinnenphobie ergreift beim Anblick einer Spinne schnell die Flucht und die Angst beruhigt sich dadurch.

Bei Zwangsstörungen entsteht jedoch eine paradoxe Situation: Ein Betroffener mit Kontrollzwang muss den Herd auch dann immer wieder kontrollieren, wenn er ihn gar nicht benutzt hat.

Wiederholungszwänge

Beispiel

Die 16-jährige Isabelle Klasen hat gerade ihre Ausbildung begonnen. Vor einigen Tagen war sie im Bus unterwegs, als sich einer ihrer Schnürsenkel löste. Während sie diesen wieder zubinden wollte, blitzte der Gedanke auf, ihre Großmutter könnte sterben. Das löste Ängste in ihr aus und den Drang, etwas zu tun, um das zu verhindern und sich nicht schuldig zu fühlen. Daraufhin musste sie die Schuhbändel so oft wieder aufmachen und zubinden, bis sie diese gebunden hatte, ohne daran zu denken, dass ihre Großmutter sterben könnte. Dabei hat sie ihre Busstation verpasst. ◄

Aus dem gleichen Grund muss Isabelle Klasen beim Gehen gewisse Schritte nochmals wiederholen. Das sieht dann so aus, als würde man bei einem Video kurz zurück und wieder vorspulen. Das ist ihr peinlich.

Häufig müssen alltägliche Handlungen wie Zähneputzen, Aufstehen am Morgen, Duschen, den Pyjama anziehen etc. so lange wiederholt werden, bis sich das Gefühl einstellt: „Jetzt habe ich es richtig gemacht". Das kann an guten Tagen eine Stunde dauern, an schlechten bis zu drei.

Treten unterwegs immer wieder Befürchtungen auf, die zeitaufwendige Zwangshandlungen nach sich ziehen, führt dies dazu, dass Betroffene unpünktlich zu Terminen oder am Arbeitsplatz erscheinen. Das kann bei allen Formen von Zwängen problematisch werden.

▶   Benennen Sie das Problem wertschätzend, fragen Sie nach Gründen für
      die Verspätung und suchen Sie gemeinsam nach Lösungen.

Wiederholungszwänge treten oft in Kombination mit Zählzwängen auf. So werden beispielsweise Decken- oder Fußbodenfliesen, Bücher im Regal, Nägel an der Wand oder sogar Sandkörner am Strand gezählt. Oft steckt ein magisches Denken hinter den Ritualen. Diese sollen eine gefürchtete Katastrophe wie den Tod eines Familienmitgliedes verhindern. So gibt es zum Beispiel bei Zählzwängen eine Unterteilung in gute und schlechte Zahlen, die bestimmen, wie oft jemand etwas wiederholen muss.

Wiederholungszwänge können sich auch auf das Lesen beziehen, d. h. einzelne Sätze und Abschnitte werden so lange gelesen, bis es sich richtig anfühlt. Es gibt bestimmte Befürchtungen, die Zwangsverhalten nach sich ziehen, und ein anderes Motiv kann die Suche nach dem richtigen Gefühl sein.

Häufig haben Zwangserkrankte einen Hang zu Perfektionismus und brauchen daher lange Zeit, um Handlungen durchzuführen. So kann es vorkommen, dass jemand beim Schreiben einer SMS aufgrund seines Perfektionismus völlig überfordert ist und deswegen nicht antwortet, was ihn als nicht verlässlich erscheinen lässt. Ein Betroffener berichtet mir von seinem Geburtstag: „Der Tag hätte nicht grausamer starten können. Als ich am Morgen aufwachte und mein Handy startete, blitzten viele Textnachrichten mit Geburtstagswünschen auf. Ich hätte weinen können vor Verzweiflung, weil ich wusste, was auf mich zukommen wird, um auf diese Textnachrichten wertschätzend zu antworten." Auf Geburtstagswünsche nicht zu antworten war keine Option für ihn.

Perfektionismus und Wiederholungszwang können gemeinsam auftreten, was dazu führt, dass ein Wort nicht nur perfekt geschrieben sein muss, sondern auch noch so lange geschrieben werden muss, bis es sich richtig anfühlt.

▶ Fragen Sie Zwangspatienten grundsätzlich, ob das Lesen, Schreiben oder Ausfüllen von Formularen durch den Zwang eingeschränkt ist. Äußern Sie Verständnis, falls darin Probleme liegen und suchen Sie gemeinsam nach Lösungen. Manchmal reicht es, wenn man Betroffenen dafür länger Zeit lässt.

Je nach Ausmaß der Schwierigkeiten kann Unterstützung durch Angehörige, Pflegepersonal oder Sozialarbeiter nötig werden. Es kann wichtig sein, Informationen im Gespräch zu vermitteln und darauf zu verzichten, Arbeitsblätter und Lektüren mitzugeben.

Sammel- und Aufbewahrungszwänge

> **Beispiel**
>
> Herr Flühler, 55 Jahre, verheiratet, leidet an Sammel- und Kontrollzwängen. Es fällt ihm schwer, Zeitungen oder Reklame zu entsorgen. In seinem Haus stapeln sich Berge von Zeitschriften. Möchte er eine Zeitung entsorgen, beschleicht ihn das Gefühl, er könnte etwas Wichtiges übersehen haben. Er denkt: „Habe ich einen Artikel mit einer wichtigen Information übersehen? Eine Werbung mit einem Sonderangebot? Das wäre schade." Eine innere Unruhe macht sich breit, ein ungutes Gefühl stellt sich ein. Den Abfall zu entsorgen, bereitet ihm ebenfalls Mühe. „Was, wenn ich etwas Wichtiges, meinen Ehering, mit weggeworfen habe?" Diese Gedanken machen ihn wütend, weil ihm gedanklich klar ist, dass er nichts Wertvolles weggeworfen hat. Gleichzeitig fühlt er sich gestresst, unruhig und ängstlich. Aus diesem Grund durchwühlt er den Abfall, um sicher zu gehen, nichts Wertvolles weggeworfen zu haben. ◀

Der Sammelzwang tritt meist mit anderen Zwängen, wie zum Beispiel einem Kontroll-, Ordnungs- oder Waschzwang auf. Herr Flühler aus dem Fallbeispiel leidet nebst dem Sammelzwang auch an Kontrollzwängen (elektrische Geräte, Schlösser, Lichtschalter).

Für Betroffene stellt das nicht nur daheim ein Problem dar. Auch in verschiedenen Alltagssituationen außer Haus kann beispielsweise Abfall entsorgen zu einer Herausforderung werden: Beim Spaziergang mit dem Hund den Hundekotbeutel wegzuwerfen oder nach dem Mittagessen in der Kantine eine Serviette zu entsorgen, kann Betroffene in Schwierigkeiten bringen. Sie stehen teilweise längere Zeit unruhig vor dem Abfalleimer, weil sie beispielsweise die Befürchtung belastet, etwas Wertvolles mit entsorgt zu haben. Eine solche Situation ist gleichzeitig oft mit Scham verbunden, denn: „Was denken die anderen Menschen, wenn sie mich da so stehen sehen?"

Oft bleiben Sammelzwänge über Jahre verborgen. Die nach außen intakte Fassade bricht oft zusammen, wenn dringende Reparaturen in der Wohnung durch die Hausverwaltung angekündigt werden. Die angekündigten Termine der Handwerker werden durch den Betroffenen mit immer neuen Ausreden heraus gezögert. Hinzu kommen Schamgefühle und Ängste vor Konsequenzen durch die Verwaltung, wenn sie die Wohnung sehen. Oft müssen sie dann unter großem Druck und Stress in einer Nebel- und Nachtaktion einen Teil der Wohnung frei räumen, um den Weg für die Handwerker frei zu machen.

▶   Prüfen Sie mit Patienten, ob zur Entlastung Reklamezeitungen abbestellt, werden können.

Anders als im obigen Beispiel dargestellt, leidet eine Vielzahl der Betroffenen mit Sammel- und Aufbewahrungszwängen an pathologischem Horten (Messie-Syndrom), ohne dass andere Zwänge vorliegen, welche die Kriterien einer Zwangsstörung erfüllen. Lange Zeit galt diese Störungsbild als Subgruppe von Zwangsstörungen oder wurde als Kriterium einer zwanghaften Persönlichkeitsstörung aufgefasst. Das pathologische Horten gilt heute als eigenständiges Krankheitsbild und ist in der Kategorie Zwangsstörungen und verwandte Störungen (Zwangsspektrumstörungen) abgebildet.

Im Unterschied zu Zwangsritualen wird das pathologische Sammeln und Horten mit positiven Emotionen verknüpft (ich-synton). So erleben die Betroffenen den Erwerb von Gegenständen häufig euphorisierend und die Beschäftigung mit den gehorteten Gegenständen wird oft als sicherheits- oder geborgenheitsstiftend empfunden. Treffen das Horten und die Zwangsstörung aufeinander wie im Beispiel von Herr Flühler, dann stehen intrusive Gedanken im Vordergrund: „Ich könnte etwas Wertvolles mit weggeworfen haben, meinen Ehering.". Diese intrusiven Gedanken lösen Ängste und Stress aus, das darauffolgende Zwangsverhalten den Abfall zu kontrollieren hat die Intention Angst und Stress zu beruhigen (ich-dyston). Die Hortungsstörung ist nicht mit aufdringlichen unerwünschten Gedanken verbunden (Disse 2022).

Eine klinische Unterscheidung zwischen einer Zwangsstörung und dem pathologischen Horten ist sinnvoll. In Studien zeigte sich, dass letztere nicht ausreichend von den Symptomtechniken gegen Zwangsstörungen profitieren konnten. Mittlerweile stehen Manuale für pathologisches Horten zur Verfügung mit spezifischen Techniken zur Behandlung, die zu deutlich besseren Behandlungsergebnissen führen (Steketee 2007).

Ordnungs- und Symmetriezwänge

> **Beispiel**
>
> Frau Neumann ist 35 Jahre alt und lebt alleine. Lange schon hat sie zu Hause keine Gäste mehr empfangen. Klingelt es an der Wohnungstür, bekommt sie Panik. In ihrer Wohnung ist alles millimetergenau symmetrisch ausgerichtet. Sie ist ständig damit beschäftigt, Dinge zu ordnen. Im Bad muss der Seifenspender immer bis zum Rand gefüllt sein, das Duschmittel immer neu und unbenutzt dastehen. Nach dem Gebrauch des Duschmittels muss dieses sofort durch ein neues, ungebrauchtes ersetzt werden. Das eben noch Gebrauchte wird entsorgt. Essen ist schon lange nicht mehr genussvoll. Sie ist darauf bedacht, möglichst keinen Krümel zu verursachen. Geschieht dies doch, holt sie sofort den Handstaubsauger. Eines Tages trifft ein Brief von der Hausverwaltung ein. Die Wohnung muss aufgrund eines geplanten Umbaus dem Architekten zugänglich gemacht werden. Das löst Panik, Angst und Ohnmacht aus. Frau Neumann begibt sich kurz darauf in eine stationäre psychiatrische Behandlung. ◀

In diesem Beispiel wird deutlich, dass das Verhalten von Frau Neumann weit über die Ordnungsliebe eines Menschen hinaus geht. Trotzdem beinhalten die Vorlieben und Ansprüche einen wesentlich größeren ich- syntonen Anteil, als es in der Regel bei anderen Zwängen der Fall ist, und ihre Veränderung braucht mehr Zeit (Fricke 2021).

Frau Meier äußert sich folgendermaßen: „Am liebsten hätte ich meine Wohnung perfekt geputzt und alles nach meiner Ordnung symmetrisch ausgerichtet. Das gibt mir ein positives Gefühl. Ich weiß, dass meine Kinder unter diesen Umständen nicht „normal" aufwachsen können wie andere Kinder und sehr darunter leiden. Es schmerzt mich, zu sagen, dass ich meine Kinder als dreckig bezeichne. Gleichzeitig weiß ich, dass meine Ansprüche an einen perfekten Haushalt übertrieben sind und für andere Menschen kaum nachvollziehbar."

Besonders herausfordernd wird es, wenn Menschen mit Putz- und Ordnungszwängenmit anderen Menschen zusammenleben, insbesondere mit Kindern. Ausihrer Sicht erleben sie das Verhalten ihrer Kinder oft als unordentlich und dreckig.

▶   Für Betroffene, die mit anderen wie z. B. Familienmitgliedern zusammenwohnen, kann es hilfreich sein, ein Zimmer zu haben, das nach den eigenen Vorstellungen in Bezug auf Ordnung und Sauberkeit

eingerichtet werden kann. Dies kann erstmals eine Kompromisslösung
im Zusammenleben sein und den Menschen besser ermöglichen, mit
Bereichen in der Wohnung umzugehen, die nicht ihren Vorstellungen
entsprechen.

Eine Zwangsstörung kann einsam machen, wie im Beispiel von Frau Neumann.
Sie meidet soziale Kontakte aufgrund ihrer Erkrankung. Häufig sind Betroffene
auch in der Öffentlichkeit darauf bedacht, dass ihr Zwangsverhalten nicht auf-
fällt. Das führt oft dazu, dass soziale Anlässe oder Freizeitaktivitäten vermieden
werden. Auf viele schöne Seiten des Lebens wird verzichtet, was zu Nieder-
gestimmtheit, Mut- und Hoffnungslosigkeit führen kann. Frau Neumann hat es
mit Unterstützung einer Therapie geschafft, ihre Zwangssymptomatik stark zu
reduzieren. Heute kann sie wieder Gäste empfangen und für diese kochen. Sie
hätte nie gedacht, dass sie wieder solch ein Leben führen kann, von sich sagen
kann, dass sie dankbar und glücklich ist. Heute macht sie anderen Betroffenen
Mut und teilt ihre persönlichen Erfahrungen auf ihrem Genesungsweg. Sie
erlebt es als sinnstiftend und erfüllend, anderen Betroffenen Mut und Hoffnung
vermitteln zu können. Von Zwangsbetroffenen selbst zu hören, wie sie ihre
Erkrankung bewältigt haben, kann wieder Mut und Zuversicht geben und die
Motivation für eine Behandlung stärken.

▶   Fragen Sie Fachgesellschaften für Zwangsstörungen, Foren oder Selbst-
       hilfegruppen an. Diese vermitteln Kontakte zu Betroffenen. Eine ent-
       sprechende Auflistung von Fachgesellschaften ist im Kap. 7 aufgeführt.

Menschen, die psychische Krisen durchlebt haben, können diese Erfahrung
nutzen, um andere in ähnlichen Situationen zu verstehen und zu unterstützen.
Peers sind Experten aus Erfahrung und arbeiten zunehmend in interdisziplinären
Teams in psychiatrischen Settings. In der Schweiz gibt es eine Ausbildung
„Ex-IN-Experienced Involvement". Diese bilden Menschen mit psychischen
Krankheits- und Genesungserfahrungen weiter, um sie darin zu qualifizieren,
andere Menschen während psychischen Krisen unterstützen zu können.
    Das waren einige Beispiele von unterschiedlichen Zwangshandlungen. Zwänge
können sich darüber hinaus auf alles beziehen. Hier einige Beispiele:

• Zwanghaftes exzessives Erstellen von Listen über Alltagsdinge
• Drang zu reden oder fragen
• Drang, Dinge anzufassen, anzutippen oder zu reiben
• Rituale, die Blinzeln oder Anstarren beinhalten

Zwangsrituale sind oft sehr zeitaufwendig und jede Zwangsstörung verlangsamt
das Leben der Menschen. Bei einer kleinen Untergruppe jedoch zeigt sich die
zwanghafte Langsamkeit als Problem selbst. Diese geht oft mit Kontrollen in alltäglichen Bereichen wie der Körperpflege oder Haushaltsarbeiten einher.

Mentale Zwangshandlungen

Eine Sonderform von Zwangshandlungen sind die mentalen Zwangshandlungen. Diese sind von außen nicht sichtbar und finden rein gedanklich statt. Häufig findet sich eine Kombination von sichtbaren und mentalen Zwangshandlungen.

Beispiel

Herr Rutishauser arbeitet in einer Firma als Sachbearbeiter und hat einen Arbeitsweg von 40 Minuten. Er leidet schon seit vielen Jahren unter verschiedenen aggressiven Zwangsgedanken und Kontrollzwängen. Sein ganzer Alltag ist geprägt von Zwangsgedanken und dem Kampf gegen sie. Wenn er unterwegs zur Arbeit ist und an einem dieser dunkelbraunen Schachtdeckel über den Kanalisationslöchern vorbeiläuft, kommt ihm ein Zwangsgedanke, er könnte diesen Schacht geöffnet haben. Gleichzeitig kommt die Befürchtung, jemand könnte in diese Grube fallen und er wäre schuld am Tod eines anderen Menschen. Diese Momente ängstigen und verunsichern ihn, und er hat den Drang, immer wieder diese Deckel zu kontrollieren, ob sie verschlossen sind. Oft reicht ihm eine Sichtkontrolle nicht aus. Er kniet sich auf den Boden und tastet den Deckel mit seinen Händen ab. Das ist ihm peinlich und er macht sich Gedanken, was die Passanten denken. Schon erschöpft am Arbeitsplatz angekommen, ploppt der Zwangsgedanke wieder auf. Was, wenn ich einen Schachtdeckel unterwegs geöffnet habe? Seine Gedanken nerven ihn und er weiß, wie absurd und realitätsfremd sie sind. Aber der Zweifel und die Unsicherheit siegen. Am liebsten würde er den Arbeitsweg erneut ablaufen und prüfen, ob die Schachtdeckel geschlossen sind. Da er die Arbeitsstelle nicht verlassen kann, geht er die Wegstrecke in seinen Gedanken immer wieder durch. Es fällt ihm schwer, sich auf seine Tätigkeit bei der Arbeit zu konzentrieren. Durch die Zwangsgedanken und den Versuch, sich zu beruhigen, ist er abgelenkt. ◄

Dieses Beispiel verdeutlicht, dass Herr Rutishauser Kontrollzwänge ausführt, indem er die Schachtdeckel abtastet und dass er mentale Kontrollzwänge ausführt, indem er die Wegstrecke gedanklich immer wieder durchgeht.

Eines der häufigsten kognitiven Rituale ist das zwanghafte Grübeln. Betroffene grübeln oft stundenlang über einen Sachverhalt nach, ohne jemals zu einer Lösung zu kommen.

Weitere Beispiele von mentalen Zwangshandlungen:

- Eigene Erinnerungen immer wieder durchgehen
- Ritualisiertes Ersetzen von Zwangsgedanken mit positiven Gedanken
- Sich geistig immer wieder auf das Worst-Case vorbereiten
- Wörter im Kopf immer wieder wiederholen

Mentale Zwangsrituale laufen oft automatisiert ab und die Betroffenen sind sich ihrer gar nicht bewusst.

▶ Das Erlernen von Achtsamkeit, wie beispielsweise Gedanken zu beobachten, hilft mentale Rituale bewusst wahrzunehmen.

Für die angeführten Beispiele in diesem Kapitel wurden bewusst komplexe Falldarstellungen gewählt, weil diese Fachpersonen und Angehörige besonders herausfordern. In den Fallbeispielen ist immer wieder ersichtlich geworden, dass Zwangshandlungen der Bewältigung von Gefühlen und unangenehmen Zuständen dienen. Das können Ängste, Wut, Ohnmacht, Unsicherheit, Schuldgefühle, Scham, Ekel oder auch Anspannung und eine innere Unruhe sein.

Die Betroffenen sind oft müde von den Zwängen und Zweifeln. Aus der Not und um Zeit zu sparen, werden nahe Angehörige oder auch Fachpersonen in die Zwangssysteme miteinbezogen. Schleichend und ohne es zu merken, werden Handlungen übernommen, dies ist für Zwangserkrankte nicht wirklich hilfreich.

5.2   Wie Betroffene ihr Umfeld in Zwangshandlungen einbinden

Es gibt drei Möglichkeiten wie Zwangserkrankte ihre Angehörigen, wichtige Bezugspersonen und/oder Fachpersonen in ihr Zwangssystem einbinden:

- Delegierte Zwangshandlungen
- Vom Zwang auferlegte Regeln
- Rückversicherungen

▶ Die Mithilfe bei Zwängen hilft dem Betroffenen, sich kurzfristig zu entlasten, längerfristig wird die Zwangssymptomatik dadurch verstärkt.

5.2.1   Delegierte Zwangshandlung

Beispiel

Frau Senn lebt mit ihrem Mann und zwei Kindern. Ihr Mann leidet schon seit vielen Jahren unter Wasch- und Kontrollzwängen. Über die Jahre haben sich seine Symptome verschlimmert. Frau Senn hat bemerkt, wie anstrengend und zeitaufwendig es für ihren Mann ist, wenn er bei den Hausarbeiten mithilft. Aus diesem Grund hat sie alle Aufgaben in ihrem gemeinsamen Haushalt übernommen. Aus dem gleichen Grund öffnet sie für ihn die Tür, wenn er das Haus verlässt. Bei den Waschritualen bedient sie stundenlang den Seifenspender für ihren Mann, damit er diesen nicht selbst anfassen muss. Verweigert sie die Hilfe, führt dies oft zu Streit. Dadurch ist Frau Senn in der Gestaltung ihrer Zeit eingeschränkt, trifft sich kaum noch mit Freundinnen und ist oft erschöpft. Sie hat nun psychologische Hilfe in Anspruch genommen. ◀

Dass Angehörige betroffenen Familienmitgliedern helfen, ist menschlich und nachvollziehbar. Der Prozess ist schleichend, er beginnt meist mit kleinen Hilfestellungen, die sich zunehmend ausweiten. Im Verlauf merken Angehörige, dass ihre gutgemeinte Mithilfe die Situation nicht verbessert. Sie selbst beginnen, sich im Zwangssystem gefangen zu fühlen und wissen oft nicht mehr, wie sie eigene Freiräume wieder zurück erobern können. Verweigern Familienangehörige die Hilfe, sind sie mit der enormen Anspannung konfrontiert, in welche der Betroffen gerät. Starke Emotionen wie Wut, Verzweiflung, Angst und Traurigkeit erleben sie direkt mit. Aus diesem Grund beginnen sie oft, wieder helfend zu unterstützen, um den Angehörigen zu entlasten.

Unter Zwangsstörungen leiden nicht nur Betroffene selbst, sondern auch die Menschen in ihrem Umfeld. Fragen Sie Angehörige direkt nach der Mithilfe bei den Zwängen und fragen sie, wie es ihnen damit geht. Äußern Sie Verständnis und Anerkennung für das gutgemeinte Engagement und ermitteln Sie das Wissen zu Zwangsstörungen. Dauert die Mithilfe schon länger an, ist es ratsam, Veränderungen über einen Zeitraum anzugehen, damit Betroffene wie Angehörige nicht überfordert sind. Nahestehende Angehörige sind oft mit den heftigen Emotionen des Betroffenen konfrontiert. Womöglich hat der Zwangserkrankte noch keine Strategien erlernt, um mit seinen Zwängen und darunter liegenden Emotionen besser umzugehen. Auch wenn man mit einem Familiensystem länger arbeitet, kann manchmal eine kurzfristige Entlastung wichtig sein. Wenn möglich, kann als Notlösung ein Kurzaufenthalt bei Verwandten oder in einem Hotel hilfreich sein, da die Zwangssymptomatik an einem fremden Ort in der Regel weniger stark ausgeprägt ist.

Frau Frey erzählt: „Sie können sich nicht vorstellen, was bei uns zu Hause los ist, wenn wir die Mithilfe bei den Zwangsritualen verweigern. Meine Tochter kommt unter Anspannung, weint, wird wütend, laut und schmeißt mit Gegenständen um sich. Sie tut mir auch so leid. Gleichzeitig habe ich Angst, dass die Zwangshandlungen wieder zunehmen und sie stundenlang in der Nacht Duschrituale ausführt, wenn wir ihr nicht helfen. Das ist für die ganze Familie schwierig und raubt uns den Schlaf. Ich habe auch noch einen Sohn, der morgens ausgeruht zur Schule muss."

Wenn es darum geht, die Mithilfe bei den Zwängen schrittweise zu entziehen, dann sind die folgenden Voraussetzungen eine gute Ausgangslage für nachhaltige Lösungen:

- Der Betroffene als auch die Angehörigen sind über die Zwangsstörung informiert und verstehen, dass der Teufelskreis durch Mithilfe verstärkt wird.
- Der Betroffene hat in der Therapie oder außerhalb die Erfahrung gemacht, dass er mit unangenehmen Gefühlen und/oder Spannungszuständen umgehen kann.

- Es hat ein gemeinsames Gespräch stattgefunden und mit Einverständnis des Betroffenen wurde festgelegt, wie und in welchem Tempo die Mithilfe bei den Zwängen schrittweise abgebaut wird.

▶ Sind Kinder mitbetroffen, ist es wichtig, diese darüber aufzuklären, dass heftige Emotionen, die durch Verweigerung von Mithilfe entstehen können, nicht gegen sie gerichtet sind. Es kann vereinbart werden, dass der Betroffene bei starken Spannungszuständen und Emotionen die Situation erst einmal verlässt und aus der Wohnung geht.

Es ist wichtig, Angehörige oder nahe Bezugspersonen möglichst früh in die Behandlung oder Beratung miteinzubeziehen. Die Erfolgsaussichten einer Behandlung werden dadurch erhöht (Ciupka-Schön 2006).

Auch Fachpersonen werden mit delegierten Zwangshandlungen konfrontiert und sind dadurch gefordert.

Beispiel

Herr Sager ist in stationärer akutpsychiatrischer Behandlung. Mit hoch erhobenen Armen und Händen läuft er durch die Stationsgänge, möglichst bedacht, mit nichts und niemandem in Kontakt zu kommen. Herr Sager befürchtet, sich mit HIV zu infizieren und vermeidet es deshalb, Türgriffe anzufassen und in die Nähe anderer Menschen zu kommen. Regelmäßig fragt er das Pflegepersonal oder andere Mitpatienten, ob sie die Tür für ihn öffnen können. Oft kommt das Pflegepersonal an seine Grenzen, da Herr Sager mehrmals mit seinem Anliegen vor der Bürotür steht und um Hilfe bittet. Fehlende Zeit als Begründung akzeptiert er nicht und lässt sich nicht auf einen späteren Zeitpunkt vertrösten. Wenn er mit anderen in die Gruppentherapie geht und dafür die Station verlässt, achtet er darauf, nicht als erster voran gehen zu müssen, um die Tür zu öffnen. ◀

Die Betroffenen haben sich über die Zeit Verhaltensweisen angeeignet, durch welche sie im Alltag für sie schwierige Situationen vermeiden und andere Menschen ohne deren Wissen miteinbeziehen können. Zeigen Sie Verständnis und greifen Sie das Thema in einer ruhigen Minute in einem Gespräch auf. Beispielsweise kann man mit dem Patienten vereinbaren, dass er, ehe er eine Forderung stellt, dreimal tief durchatmet und erst dann entscheidet, ob er die Forderung stellen möchte. Solche Forderungen erfolgen oft automatisiert und je nach Befinden ist es den Patienten manchmal möglich auf Mithilfe zu verzichten und sich den unangenehmen Gefühlen zu stellen. Falls das noch schwierig ist, kann eine bestimmte Anzahl von Türöffnungsdiensten respektive Hilfeleistungen vereinbart werden.

Es gibt zahlreiche Orte, die für Menschen mit Zwangsstörungen eine Herausforderung bedeuten. Insbesondere akutpsychiatrische Stationen, wo Menschen aller Diagnosegruppen in akuten Krisen behandelt werden. Viele Zwangserkrankte meiden Menschen mit einer Suchterkrankung, da sie mit ihnen Spritzen, Blut und ansteckende Krankheiten assoziieren und sich vor einer Kontamination fürchten. Auch Ekelgefühle können damit verbunden sein. Zudem haben viele Menschen mit einer Zwangserkrankung „Angst schizophren" zu werden, und vermeiden daher den Kontakt zu diesen Menschen. Im öffentlichen Raum werden oft Orte gemieden, wo sich vermehrt Obdachlose aufhalten. Sie möchten die Menschen mit ihrem Verhalten nicht verletzen. Sie schämen sich dafür, da es nicht ihrem Menschenbild entspricht, anderen Menschen gegenüber so distanziert aufzutreten. Äußern Sie Verständnis und zeigen Sie dem Patienten, dass sie wissen, dass dieses Verhalten vom Zwang bestimmt wird und nicht vom Menschenbild.

5.2.2   Vom Zwang auferlegte Regeln

Beispiel

Bei Familie Meyer darf kein Fleisch eingekauft werden, da Frau Meyer befürchtet, mit schädlichen Keimen in Kontakt zu kommen. Die Küchenablage muss nach jeder Nutzung großflächig abgewischt werden. Ihr Ehemann macht jeweils die Wäsche, muss aber ganz bestimmte Regeln befolgen. Die Wäsche darf nur frisch geduscht und mit unbenutzten Kleidern angefasst und gewaschen werden. Wäsche waschen verläuft nach ganz bestimmten vom Zwang auferlegten Regeln. So muss der Wäschekorb hinter jedem Waschgang neu gespült werden und darf während des Tragens nicht die Wand oder andere Gegenstände berühren. ◄

Die vom Zwang auferlegten Regeln werden oft von den Familienangehörigen übernommen. Das ist deswegen problematisch, weil sich Regeln tendenziell ausweiten und damit zunehmend zu Einschränkungen von Betroffenen und Angehörigen führen. Häufig mündet dieser Prozess in die totale Vermeidung- die Eskalationsstufe der vom Zwang diktierten Regeln. Beispielsweise werden keine Gäste mehr eingeladen, das Auto nicht mehr genutzt und es werden keine gemeinsamen Kinobesuche mehr möglich usw..

Ein weiteres Beispiel einer totalen Kapitulation eines Menschen, kann eine komplett verschmutzte Wohnung einer mit Putzzwang betroffenen Person sein. Eines Tages schafft es die betroffene Person nicht mehr, den diktierten Regeln des Zwanges nachzukommen und entscheidet, besser gar nichts mehr zu machen: „Das schaffe ich nicht mehr."

Betroffene mit einer Zwangsstörung stehen oft unter starkem Druck durch den Zwang und fordern die Regeln im nahen Umfeld oft vehement ein. Empfehlen Sie Angehörigen, dem Zwang Grenzen zu setzen und einen Realitätsbezug herzustellen. Die Welt wird nicht unter gehen, wenn die Wäsche nicht mit frisch angezogenen Kleidern gemacht wird und die Küchenablage ist kein Hochrisikogebiet. Angehörige können eine wichtige Orientierungshilfe für „normales"

Verhalten sein. Die Betroffenen erleben, dass seinem Umfeld nichts Schlimmes passiert, wenn sie den Regeln des Zwanges nicht nachkommen.

Auch Fachpersonen kommen in Kontakt mit auferlegten Zwangsregeln. Frau Gerber arbeitet in der psychiatrischen häuslichen Pflege und betreut einen Patienten mit Wasch- und Reinigungszwängen. Bei der ersten telefonischen Kontaktaufnahme fragte er sie, ob sie bereit sei, Handschuhe und Hausschuhe zu tragen. Frau Gerber fühlte sich im ersten Moment überrascht von der Frage weiss nicht, wie sie darauf antworten soll. Es entsteht eine unangenehme Pause. Der Patient entschuldigt sich dann beschämt für seine Forderung. Er wisse, dass dies übertriebene Wünsche seien, die mit seinen Zwängen zu tun haben. Er wolle an seinen Zwängen arbeiten, es sei im Moment noch sehr schwer für ihn.

▶ **Tipp**
Lassen Sie sich ruhig einen Moment Zeit, wenn Sie mit Forderungen überrascht werden. Kommunizieren Sie offen, dass Sie darüber erst einen Moment nachdenken möchten.

Beispielsweise: Ich kann mir vorstellen, dass hinter Ihren Wünschen Ängste und Befürchtungen stehen, die sie unter Druck setzen. Ich brauche einen Moment Zeit, um darüber nachzudenken. Ich bin einverstanden damit, Hausschuhe in Ihrer Wohnung zu tragen, aber Handschuhe anzuziehen geht mir persönlich zu weit. Was können wir tun?

Schließlich findet sich ein Kompromiss, der für beide vertretbar ist. Sie einigen sich darauf, dass sich Frau Gerber die Hände desinfiziert, bevor sie die Wohnung betritt. Für Fachpersonen ist es wichtig, dass sie auf ihre Grenzen achten. Auch wenn es für den Patienten schwierig ist, sollte man nur so weit entgegenkommen, wie es für einen selbst vertretbar ist.

5.2.3 Rückversicherung

Die Rückversicherung ist die häufigste Form, mit der Menschen mit einer Zwangsstörung ihr Umfeld in ihr Zwangssystem miteinbinden. Häufig erfolgt dies, indem Fragen gestellt werden.

Zwangshandlungen, die Betroffene ausführen, beseitigen das Gefühl von Unsicherheit nicht vollständig. Daher versuchen Betroffene durch Rückversicherungen Gewissheit über Zweifel und Angst zu erlangen. Die Fragen zu beantworten ist aber keine wirkliche Hilfe und führt längerfristig zu einer größeren Verunsicherung. Es geht darum, dass die Menschen lernen, mit Unsicherheit sein zu können, diese als normalen Bestandteil des Lebens zu akzeptieren. Menschen ohne Zwangsstörungen sind sich über Dinge sicher, obwohl es faktisch keine absolute Gewissheit gibt (Seif und Winston 2021). Wie beispielsweise: Meiner Frau geht es gut, auch wenn ich sie das letzte Mal heute Morgen gesehen habe.

Unter Rückversicherungen fallen nicht nur Fragen an Andere, sondern auch Tätigkeiten wie in Büchern nach Antworten suchen, Situationen als Foto festhalten oder Videoaufnahmen machen, Meinungen von Freunden und Angehörigen einholen, ständig nach *der Antwort* suchen, Internetrecherche, Meinungen von Autoritätspersonen einholen (bspw. Fachpersonen).

Rückversicherungen können *offensichtlich* ablaufen, wie beispielsweise die Frage, ob der Herd wirklich aus ist. Sie können aber auch *verdeckt*, wie eine normale Frage aussehen, wie etwa die Frage nach einem Termin. In der Praxis zeigt sich, dass es häufig nicht einfach ist, eine Rückversicherung zu erkennen.

Die Terminvereinbarung

Patient: „Ich habe mir unseren Termin leider nicht aufgeschrieben, findet er um 15.00 Uhr oder 16.00 Uhr statt?"

Der Termin wurde auf 16.00 Uhr gesetzt. Fachperson: „Unser Termin ist um 15.00 Uhr."

Patient: „Ah, ich dachte, der Termin wäre um 16.00 Uhr". Einige Stunden später.

Patient: „Ginge es nicht um 16.00 Uhr?" ◀

Das Beispiel lässt vermuten, dass der Patient sehr wahrscheinlich wusste, dass der Termin um 16.00 Uhr stattfindet und sich darauf eingestellt hat. Ein Gefühl der Unsicherheit hat ihn dazu veranlasst, nochmals nachzufragen. Betroffene streben oft nach einer 100%igen Sicherheit und es fällt ihnen schwer, mit einer noch so minimalen Ungewissheit umzugehen. Es ist nicht empfehlenswert, Menschen bewusst zu verunsichern, um herauszufinden, ob es sich um eine Rückversicherung handelt (siehe Beispiel oben). Am Ende dieses Abschnittes findet sich ein praktischer Tipp, der aufzeigt, wie man professionell auf Rückversicherungen antworten kann.

Eine Rückversicherung kann auch über eine indirekt Frage gestellt werden (verdeckte Rückversicherung).

Beispiel

Patientin: „Ist es richtig, dass wir unseren nächsten Termin am Dienstag um 13.15 Uhr vereinbart haben?" Fachperson: „Haben Sie sich den Termin nicht notiert?"

Patientin: „Doch schon. Ich bin jedoch unsicher, ob ich ihn auch wirklich richtig notiert habe."

Fachperson: „Steckt in ihrer Frage der Wunsch nach einer Rückversicherung?

Patientin: „Ja, so ist es. Aber immer diese Zweifel, das macht mich fast verrückt. Ich lass die Frage stehen." Fachperson: „Gratuliere! Weiter so."

Zwei Tage später kommt eine E-Mail von derselben Patientin: „Sie haben mir doch mal von einem Buch erzählt, von einem Betroffenen. Wie war nochmals der Titel? Vielen Dank und wir sehen uns ja am Dienstag um 13.15 Uhr. Freundliche Grüße." ◄

In dieser E-Mail steckt ebenfalls eine Rückversicherung. Sie wird jedoch nicht als direkte Frage gestellt, sondern informativ am Ende der E-Mail hinzugefügt. Die Patientin geht wahrscheinlich davon aus, dass sie im Falle einer falschen Terminzeit von der Fachperson darauf aufmerksam gemacht würde. Die Beispiele mögen banal klingen. Diese Fragen kommen immer wieder im gleichen Stil und fordern eine zeitnahe Antwort. Das bringt Fachpersonen und Angehörige oft an ihre Grenzen.

Hier der angekündigte praktische Tipp, wie auf eine Rückversicherung reagiert werden kann.

▶ **Tipp**
Patient: „Ich habe mir unseren Termin leider nicht aufgeschrieben, findet er um 15.00 Uhr oder 16.00 Uhr statt?"

Fachperson: „Hm, wissen Sie es wirklich nicht oder könnte hinter dieser Frage der Wunsch nach einer Rückversicherung sein?"

Patient: „Ja ich weiß es eigentlich, es war der Wunsch nach einer Rückversicherung."

Fachperson: „Oh wie schön, dass sie es erkannt haben! Wie fühlen Sie sich?"

Patient: „Ich fühle mich unsicher und unruhig. Können Sie mir sagen, ob der Termin um 15.00 Uhr oder 16.00 Uhr stattfindet?"

Fachperson: „Sich unsicher zu fühlen ist unangenehm, das verstehe ich. Ihre Rückversicherung zu beantworten, bedeutet aber Ihre Zwangssymptomatik zu verstärken. Rückversicherungen führen längerfristig zu noch mehr Unsicherheit und schwächen Sie dadurch. Diese jedoch einzustellen, werden Sie stärken und Sie werden merken, dass Sie dadurch sicherer werden. Was denken Sie? Könnte es für Sie sinnvoll sein, diese Unsicherheit auszuhalten?"

Patient: „Ja sinnvoll schon und ich weiß, dass ich diese Fragen lassen sollte, es fällt mir einfach schwer. Ich möchte es versuchen."

Fachperson: „Heißt das jetzt, Sie brauchen keine Antwort darauf?"

Patient: „Ja!"

Fachperson: „Gratuliere zu Ihrem Entscheid. Das schaffen Sie! Wie werden Sie jetzt damit umgehen?"

Patient: „Ich werde mich jetzt ablenken und irgendetwas machen."

Fachperson: „Darf ich Sie einladen, kurz in ihren Körper zu spüren und in Kontakt mit dem Unsicherheitsgefühl zu gehen? Wenn Sie mögen, dann nehmen sie zuerst 2-3 tiefe Atemzüge, um mit Ihrem Körper in Kontakt zu kommen. Wo in Ihrem Körper nehmen Sie die Unsicherheit wahr? Können Sie mir die Empfindung beschreiben? Wenn es für Sie stimmt, können Sie dem Gefühl der Unsicherheit eine freundliche Einladung aussprechen und ihr erlauben, da sein zu dürfen."

Patient: „Ich nehme die Unsicherheit irgendwo im Brustbereich wahr. Es fühlt sich unruhig und eng an. Ihr zu erlauben da sein zu dürfen, fällt mir schwer. Freundlich möchte ich zu ihr gar nicht sein."

Fachperson: „Die Freundlichkeit können Sie dann weglassen, das ist okay. Schaffen Sie es, für 15 Sekunden sich die Unsicherheit zu erlauben?"

Patient: „Ja, 15 Sekunden schaffe ich."

Fachperson: „Wunderbar. Dann können Sie sich jetzt einer anderen Tätigkeit widmen."

Der Patient wurde darin unterstützt, mit dem Gefühl in Kontakt zu gehen, es wahrzunehmen, ehe er sich ablenkt. Hierfür ist oft eine Anleitung nötig, mit zunehmender Übung schaffen es die Betroffenen auch selbst mit unangenehmen Gefühlen in Kontakt zu gehen.

Sind Betroffene gut über ihre Zwangsstörung informiert, kennen sie den Begriff der Rückversicherung und können direkt darauf angesprochen werden. Falls ihnen der Begriff fremd ist, dann braucht es vorab eine Erklärung. Einfach nicht zu antworten, ist keine professionelle Intervention. Das Thema Rückversicherungen sollte früh mit Patienten thematisiert werden. Fragen Sie Patienten, ob sie damit einverstanden sind, dass Sie direkt nachfragen, wenn sie eine Rückversicherung vermuten. Als Fachperson möchten Sie den Menschen stärken und nicht den Zwang darin unterstützen, zu wachsen.

Nicht alle Fragen dienen dazu, sich rückzuversichern, und sollten nicht grundsätzlich mit einer Gegenfrage beantwortet werden. Es geht darum, ein Gespür für Rückversicherungen zu bekommen, um gezielt nachfragen zu können. Eine Unterstützung dafür kann das Vier-Ohren Modell oder Kommunikationsquadrat von Friedemann Schulz von Thun sein. Es ist ein Modell der Kommunikationspsychologie und unterscheidet vier Ebenen, wie eine Nachricht transportiert werden kann: Sachinhalt, Selbstoffenbarung, Beziehung und Appell. Demnach kann beispielsweise das Motiv hinter einer sachlichen Frage nicht primär die informative Antwort sein, sondern ein Appell ans Gegenüber: „Ich möchte, dass du mir hilfst, mich zu beruhigen und mir Sicherheit gibst." Genau diese Variante lässt sich bei Rückversicherungen beobachten.

In den zwei folgenden Beispielen wird veranschaulicht, wie auf dieselbe Frage unterschiedlich reagiert wird. Daraus lassen sich Merkmale ableiten, die bedeutsam und hilfreich sind, um Rückversicherungen zu erkennen.

Beispiel 1

Sachliche Ebene: Patient möchte eine sachliche Information
Patient: „Findet die Gruppentherapie heute um 15.00 Uhr statt?"
Fachperson: „Haben Sie das Therapieprogramm von uns bekommen?"

Patient: „Ja ich habe das Programm erhalten. Ich finde es leider nicht mehr, es liegt irgendwo unter meinen vielen Unterlagen. Ich möchte jetzt pünktlich zur Therapie kommen. Können Sie mir nicht einfach sagen, ob die Therapie um 15.00 Uhr stattfindet?" Er schüttelt den Kopf, ist genervt und verärgert, distanziert sich und geht aus dem Kontakt. ◄

In diesem Beispiel ist die Kommunikation flexibel, der Patient erklärt die Situation und macht verschiedene Aussagen dazu. Er zeigt sich genervt und verärgert und geht dem Kontakt. Er versteht nicht, weshalb er nicht einfach eine Antwort erhält. Hingegen verhält es sich im zweiten Beispiel ganz anders. Der Patient wiederholt die Frage starr, im gleichen Stil und erklärt nicht, weshalb er die Frage stellt. Er ist verzweifelt, ängstlich und unsicher, was man als unverhältnismäßig in Anbetracht einer sachlichen Frage werten könnte. Er sucht im Gegenteil zum ersten Beispiel immer mehr Nähe und Beziehung. Dieses Verhalten lässt sich typischerweise beobachten, wenn es um Rückversicherungen geht.

Beispiel 2

Appellebene: Patient möchte sich rückversichern.
  Patient: „Findet die Gruppentherapie heute um 15.00 Uhr statt?"
  Fachperson: „Haben Sie das Therapieprogramm von uns bekommen?"
  Patient: Findet die Gruppentherapie heute um 15.00 Uhr statt? (wiederholt die gleiche Frage im gleichen Stil)
  Fachperson: „Mmh, ich habe Ihre Frage schon verstanden. Haben Sie denn bei Eintritt von uns nicht eine Kopie des Programmes erhalten?"
  Patient: Wirkt verzweifelt, unsicher, ängstlich, sucht immer mehr Nähe. Stellt die Frage wiederholt, findet kein Ende. ◄

Beantworten Sie Fragen, die von Menschen mit einer Zwangsstörung gestellt werden, grundsätzlich nicht zu schnell. Warten Sie einen Moment, stellen Sie eine Gegenfrage, wenn Sie eine Rückversicherung vermuten und beobachten Sie die Reaktion.
  Eine gezielte Gegenfrage zu stellen, kann darüber hinaus Betroffenen helfen, ihre eigene Wahrnehmung wieder zu stärken.

Beispiel

Frau Rufer arbeitet als Ergotherapeutin in einer stationären psychiatrischen Institution. Während einer Gruppentherapie fragt sie ein Patient, der unter aggressiven Zwangsgedanken leidet, ob Stecknadeln in ihrem Körper stecken. Die Therapeutin fragt den Patienten freundlich zurück, ob er welche in ihrem Körper stecken sehen kann. Die Ergotherapeutin antwortet mit einer offenen Gegenfrage und richtet sie direkt an die Sinneswahrnehmung des Patienten. Damit gibt sie ihm die Möglichkeit, selbstständig eine Realitätsüberprüfung vorzunehmen. ◄

Das ist eine gute Methode, wenn es offensichtlich ist, dass der Patient sich die Frage selbst beantworten kann. Der Patient wird dann nachsehen und feststellen, dass er keine Stecknadeln sieht. Es ist gut möglich, dass der Zwang dann Zweifel streut. Was, wenn du es aber nicht richtig gesehen hast? Genau an dieser Stelle ist der Patient gefordert, die womöglich neu entstandene Unsicherheit auszuhalten und nicht erneut zu fragen oder das Thema weiter zu verfolgen. Die Ergotherapeutin kann den Patienten unterstützen, indem sie ihn ermutigt, sich wieder auf die Aufgabe in der Gruppe zu konzentrieren trotz der Unsicherheit.

▶ Ermutigen Sie Patienten eine Realitätsüberprüfung durch die eigene Sinneswahrnehmung (sehen, hören, riechen, fühlen, schmecken) vorzunehmen.

Betroffene zweifeln oft an ihrer eigenen Wahrnehmung. Häufige Rückversicherungen schwächt diese zusätzlich und führt zu immer größerer Verunsicherung. Um das Vertrauen in die eigene Wahrnehmung zu stärken, eignen sich Achtsamkeitsübungen (Förstner et al. 2011). So kann eine Achtsamkeitsübung aussehen:

Halten Sie einen Moment inne und nehmen Sie bewusst 2-3 tiefe Atemzüge. Lenken Sie Ihre Aufmerksamkeit auf das, was Sie spüren, etwa wie sich die Bauchdecke sanft hebt und wieder senkt. Schauen Sie sich um, was können Sie sehen? Benennen Sie fünf Dinge und beschreiben Sie detailliert die Farben, Muster, Formen und Größe. Achten Sie auf die Geräusche in Ihrer Umgebung, was können Sie hören? Benennen Sie fünf Geräusche. Gibt es etwas zu riechen? Nehmen Sie einen Gegenstand in die Hand und beschreiben Sie wie er sich anfühlt. Ist er kalt/warm, hart/weich, was für eine Struktur hat er? Fühlt er sich angenehm/ unangenehm oder neutral in den Händen an?

Wenn sich Patienten bei den Übungen schwer konzentrieren können, empfiehlt es sich, diese mit Anleitung anzubieten.

Im folgenden Abschnitt wird praktisch illustriert, wie eine gezielte Wahrnehmungsübung genutzt wird, um das Vertrauen in die eigene Wahrnehmung zu stärken und gleichzeitig damit eine Realitätsüberprüfung durchzuführen.

Beispiel

Frau Leimbacher leidet unter aggressiven Zwangsgedanken. Nachdem sie mit ihrem Sohn auf dem Kinderspielplatz war, beschleicht sie ein Zweifel. „Was, wenn ich ein Kind vergiftet habe? Habe ich mir heimlich meine Neuroleptika Medikamente in die Hosentasche gesteckt, bevor ich losging?" Weinend sucht sie ihren Mann immer wieder auf und beichtet ihre Gedanken und Zweifel. Ihr Ehemann reagiert zeitweise richtig verärgert über die Fragen, die an ihn gestellt werden.

Wahrnehmungsübung: Bitten Sie die Patientin, sich ihre Medikamente tatsächlich mal in die Hosentaschen zu stecken. Danach mit ihren Händen die Taschen abzutasten und genau zu fühlen und zu beschreiben, was sie wahrnimmt. Diese Empfindung gut abspeichern. Wenn sie unterwegs ist und ein Zweifel aufkommt, kann sie eine Realitätsüberprüfung machen, indem sie ihre Hosentaschen abtastet. Der Realitätscheck sollte aber nicht zu oft erfolgen und gar zu einer Zwangshandlung werden. Es geht darum, wieder Vertrauen in die eigene Wahrnehmung zu gewinnen, diese zu stärken, anstatt Rückversicherungen einzufordern. ◄

Die Grenzen von Angehörigen müssen geachtet werden, oft sind diese genervt von den vielen Fragen. Wie Angehörige unterstützend antworten können, ohne eine Rückversicherung zu geben:

- Ich bin für dich da, aber ich denke nicht, dass es hilfreich für dich ist, wenn ich deine Frage beantworte.
- Kann sein, kann aber auch nicht sein, ich glaube an deine Fähigkeit mit Unsicherheit sein zu können.
- Fragst du nach einer Rückversicherung?
- Ich kann dir nicht sagen, ob es passieren wird oder nicht.

Falls es dem Betroffenen noch sehr schwerfällt, auf Rückversicherungen zu verzichten, kann ein gemeinsames Vorgehen, das die Rückversicherungen schrittweise reduziert, ausgehandelt werden: Der Betroffene versucht die Rückversicherung hinauszuzögern, ehe er sie einfordert, der Betroffene versucht sich die Frage selbst zu beantworten und mit unangenehmen Gefühlen in Kontakt zu gehen. Es kann gut sein, dass die unangenehmen Gefühle nachlassen und Rückversicherungen weniger oft nötig sind. Falls ein zu großer Leidensdruck da ist, ist es okay, die Frage auch zu beantworten.

Literatur

Ciupka-Schoen B (2006) Einbeziehung der Angehörigen von Zwangserkrankten in die Verhaltenstherapie. In: Verhaltenstherapie bei Zwangsstörungen. Fallbasierte Therapiekonzepte. Urban & Fischer, München, S 215–227

Disse S (Hrsg) (2022) ICD-11 Klassifikation. Basiswissen Psyche. 1 Aufl. Bookmundo, Rotterdam

Förstner U, Külz AK, Voderholzer U (2011) Störungsspezifische behandlung der zwangsstörungen: ein therapiemanual. Kohlhammer Verlag, Stuttgart

Fricke S (2021) Therapie-Tools Zwangsstörungen. Mit E-Book inside und Arbeitsmaterial. 2., überarbeitete und erweiterte Aufl. Beltz (Therapie-Tools), Weinheim

Rufer M, Fricke S (2016) Der Zwang in meiner Nähe. Rat und Hilfe für Angehörige von zwangskranken Menschen. 2., aktualisierte und überarbeitete Aufl. Hogrefe, Bern

Seif MN, Winston SM (2021) Ist das Bügeleisen wirklich aus? Wege aus der Vergewisserungsfalle. Junfermann Verlag (Reihe Aktive Lebensgestaltung Kontrollzwang), Paderborn

Sheikhmoonesi F, Hajheidari Z, Masoudzadeh A, Mohammadpour RA, Mozaffari M (2014) Prevalence and severity of obsessive-compulsive disorder and their relationships with dermatological diseases. In: Acta Medica Iranica, S 511–514

Steketee G (2007) Compulsive hoarding and acquiring. Therapist guide. Oxford University Press (Treatments that work), Oxford. http://site.ebrary.com/lib/academiccompletetitles/home.action

Wie Zwangsstörungen entstehen

6

Zusammenfassung

In diesem Kapitel wird die Beziehung zwischen Zwangsgedanke und Zwangshandlung anhand des kognitiv-behavioralen Modells veranschaulicht. Eine
zentrale Annahme des Modells ist, dass normale aufdringliche Gedanken erst
durch die problematische Bewertung zur Entstehung einer Zwangsstörung
führen. Dieses Modell eignet sich zur psychoedukativen Beratung zur Zwangsstörung. Es findet sich eine Anleitung, wie man Patienten dieses Modell vermitteln kann. Darüber hinaus wird auf mögliche Ursachen und Funktionalitäten
der Zwangsstörung, wie die Bedeutung von Emotionen eingegangen. Angst ist
eine Leitemotion, andere Gefühle, wie beispielsweise Schuld- oder Schamgefühle und Ekel sind ebenso bedeutsam. Eine zwangsspezifische Sonderform
ist das Unvollständigkeitserleben.

6.1 Die Beziehung zwischen Zwangsgedanke und Zwangshandlung

Das kognitiv-behaviorale Modell der Zwangsstörung

Die Phänomene, die dieses Modell veranschaulicht, haben im Alltag der
Menschen große Relevanz. Sie sind im Kontakt mit den Betroffenen von großer
Bedeutung. Daher eignet sich dieses Modell als psychoedukatives Instrument,
um Patienten die zusammenhängenden Mechanismen der einzelnen Elemente der
Zwangsstörung aufzuzeigen.

Eine zentrale Annahme des Modells ist, dass normale aufdringliche Gedanken
erst durch die problematische Bewertung zur Entstehung einer Zwangsstörung führen (Rachman 1998). Das Modell nimmt an, dass die problematische

Bewertung durch verschiedene, schon vor bestehende, dysfunktionale Überzeugungen begünstigt werden. Laut Salkoviskis (1985) liegt der Schwerpunkt
auf einer überhöhten subjektiven Verantwortlichkeit. Das heißt, sich in einem
überhöhten Maße für das Eintreten eines möglichen negativen Schadens persönlich verantwortlich zu fühlen und diesen abwenden zu müssen. Die Abb. 6.1 zeigt
das kognitiv behaviorale-Modell, das in großen Teilen durch empirische Befunde
gestützt wird (siehe Taylor et al. 2007; Cougle und Lee 2014).

An erster Stellte steht ein *aufdringlicher Gedanke*. „Ich könnte mein Kind
mit einem Messer erstechen". Ein einzelner aufdringlicher Gedanke ist völlig
unproblematisch. Erst was danach folgt, die Reaktion auf den Gedanken ist
problematisch und lässt einen harmlosen Geistesblitz zu einem Zwangsgedanken
werden.

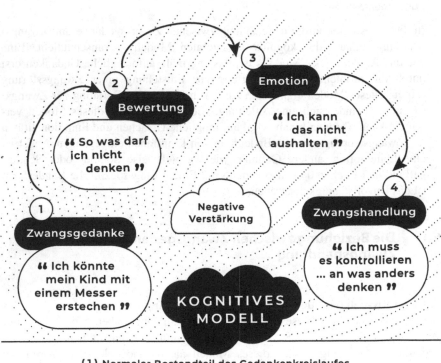

(1) Normaler Bestandteil des Gedankenkreislaufes
(2) Problematische Bewertung, Gedanke ist fürchterlich
(3) Angst, Unruhe, Handlungsbedarf
(4) Ritual oder Vermeidung, hilft nur kurzfristig

Abb. 6.1 Das kognitiv-behaviorale Modell

(2) Bewertung: „So etwas darf ich als Mutter nicht denken. Wenn ich so etwas denke, werde ich es tun. Mein Gott ich bin verrückt. Was, wenn ich irgendwann einmal durchdrehe und das mache. Mit dieser Schuld kann ich nicht leben." Diese heftige Bewertung führt zu einer belastenden Emotion

(3) Emotion: Angst bis zur Panik, Druck auf der Brust, starkes Herzklopfen. Scham- und Schuldgefühle. „Ich kann das nicht aushalten", es entsteht ein Handlungsbedarf und es folgt ein Bewältigungsversuch. Die Betroffenen fühlen sich verantwortlich die vermeintliche Gefahr abzuwenden und sich von den unangenehmen Gefühlen zu entlasten.

(4) Zwangshandlung: Es werden Zwangshandlungen ausgeführt, die Küchenschubladen werden regelmäßig kontrolliert, ob alle Messer noch unbenutzt in den Schubladen liegen. Es wird gedanklich diskutiert und versucht, nicht an das Thema zu denken (Gedankenunterdrückung). Es wird vermieden, sich gleichzeitig mit dem eigenen Kind in der Küche und somit in der Nähe von scharfen Gegenständen aufzuhalten (Vermeidungsverhalten). Beim Ehemann wird der Zwangsgedanke gebeichtet und nach *Rückversicherung* gebeten, dass man so etwas nie tun würde. Gedanklich wird der Tagesablauf immer wieder rekonstruiert, was habe ich wann getan? (mentale Zwangshandlung)

Negative Verstärkung: Die Zwangshandlung und anderes neutralisierendes Verhalten führen zu einer kurzfristigen Beruhigung der belastenden Emotionen. Wobei diese Entlastung nicht mit einem Zustand von „Ich fühle mich gut" zu verwechseln ist. Die vorübergehende Entlastung durch die Zwangshandlung führt dazu, dass in Zukunft Zwangshandlungen aufgrund der erleichternden Wirkung noch häufiger auftreten. Das Neutralisieren verhindert zudem die mögliche korrigierende Erfahrung, dass der aufdringliche Gedanke nicht gefährlich ist und nichts passiert. Die Bedeutsamkeit des aufdringlichen Gedankens wird erhöht, dadurch wird der Zwangsgedanke gefestigt und tritt immer häufiger auf.

Die Vermittlung des kognitiven Modells

Für die Vermittlung ist es wichtig, genügend Zeit einzuplanen, mindestens eine Stunde.

Sie können auf ein Blatt Papier oder ein Flip-Chart vier leere Rechtecke oder Kreise skizzieren. Diese werden dann im Verlauf des Gespräches mit dem Patienten mit den persönlichen Zwangsinhalten gefüllt. Dann werden die einzelnen Elemente mit Pfeilen zueinander in Beziehung gesetzt (Zwangsgedanke-Bewertung-Emotionen-Zwangshandlung).

Wählen Sie eine für den Patienten möglichst zwangstypische Situation aus, die nicht zu lange zurückliegt. Beispielsweise könnten Sie den heutigen Tag wählen und den Patienten fragen, was für eine zwangstypische Situation er heute zu bewältigen hatte. Oft ist es am einfachsten für Patienten, wenn man mit der Zwangshandlung, also mit dem Verhalten beginnt. Im obigen Beispiel: Ich habe heute mehrmals die Küchenschubladen kontrolliert und nachgeschaut, ob auch wirklich alle Messer ungebraucht in der Schublade liegen. Dann notiert man diesen Satz unter das letzte Rechteck, sodass es für die Patientin sichtbar wird. Dann fragen Sie weiter: Was hat Sie veranlasst, die Messer in der Küche zu kontrollieren? Die Angst, dass ich mein Kind mit einem Messer erstechen könnte. Dann schreiben diesen Zwangsgedanken in das erste Kästchen. Dann fragen Sie weiter: Wie denken Sie darüber, dass Sie solch einen Gedanken haben? Was hat der Gedanke in Ihnen ausgelöst? Ich bin eine schreckliche Mutter und so etwas darf ich nicht denken. Das ist einfach grausam. Dann notieren Sie diese Bewertung ins zweite Kästchen. Dann fragen Sie weiter: Wie haben Sie sich gefühlt? Wie war Ihre Stimmung? Ich hatte schreckliche Angst, war unruhig und es war kaum auszuhalten. Diese Antworten werden in das Kästchen, das für Emotionen steht, eingetragen. Wenn alle Kästchen ausgefüllt sind, geht es nun um die Zusammenhänge. Im Gespräch arbeiten Sie heraus, wie sich die Bewertung vom Zwangsgedanken auf den Gefühlszustand auswirkt. Um die Emotionen zu bewältigen, folgt dann die Zwangshandlung, als letztes Glied in der Kette.

Dieser Teufelskreislauf bahnt die Konditionierung, was dazu führt, dass sich mit der Zeit eine erhöhte Aufmerksamkeit für Auslöser entwickelt. Beispielsweise wird die Umgebung immer nach Messern abgesucht. Zudem kann schnell eine Generalisierung stattfinden. Die Betroffene hat festgestellt, dass sie mittlerweile in Anwesenheit von allen Kindern in der Umgebung ständig angespannt ist und auf alle scharfen Gegenstände in ihrer Umgebung achtet. Zu Beginn ihrer Erkrankung war es nur ihr eigenes Kind und die Messer im Haushalt, mittlerweile sind fast alle Kinder und scharfen Gegenstände zu Auslösern geworden (Spielplätze, Kindergarten).

Nachdem die Beziehung von Zwangsgedanke und Zwangshandlung aufgezeigt wird, geht es im nächsten Schritt darum, Zwangsgedanken inhaltlich zu normalisieren. An dieser Stelle erläutern Sie, dass es sich bei Zwangsgedanken um normale aufdringliche Gedanken handelt, die ca. 90% aller Menschen haben. Zwangsgedanken sind inhaltlich harmlos. Viele andere Mütter haben aufdringliche gewaltvolle Gedanken gegenüber ihrem Kind. Sie sind vielleicht einen Moment irritiert und denken dann: Ach was soll das denn jetzt? und beschäftigen sich nicht weiter mit dem Gedanken. Sie messen den Gedanken keine besondere Bedeutung zu und die Gedanken verschwinden einfach wieder. Dies verdeutlich einerseits, dass anders auf Zwangsgedanken reagiert werden kann und dass die Bedeutung problematisch ist, die man Zwangsgedanken zumisst.

Das kognitive Modell zur Entstehung und Aufrechterhaltung der Zwangsstörung erklärt nicht die *eine* Ursache der Zwangsstörung. Wie bei allen psychischen Krankheiten spielen verschiedene Faktoren in ihrem Zusammenwirken eine Rolle.

6.2 Ursachen und Funktionalität von Zwängen

Ursachen und Funktionalität von Zwängen

Zwangsstörungen treten bei etwa einem Fünftel von Betroffenen bereits in der Kindheit auf (Ambühl und Meier 2003). Die Zwangsstörung bei Kindern und Jugendlichen gehört mit einer Prävalenz von 2 % zu den häufigen psychischen Erkrankungen dieser Altersgruppe (Jans et al. 2008). Sie führt zu einem enormen

Leidensdruck, zu Beeinträchtigungen in der schulischen und sozialen Entwicklung und einer konflikthaften Eltern-Kind-Beziehung.

Ein Großteil der Betroffenen entwickelt die Zwangsstörung in der Adoleszenz oder im frühen Erwachsenenalter. Das durchschnittliche Alter bei Störungsbeginn liegt bei 22 Jahren.

Biologische, psychologische und soziale Faktoren beeinflussen die Entstehung einer Zwangsstörung, die weiterführend bei jeder betroffenen Person eine unterschiedliche Gewichtung haben kann (Förstner et al. 2011). Welche biologische und persönliche Konstitution bringt ein Mensch mit? Was für Lernerfahrungen und welche Lebensereignisse prägen die Lebensgeschichte? Wie bewältigt eine Person diese?

Im Folgenden werden Ursachen und häufige Funktionalitäten bei Zwangsstörungen beschrieben. Diese orientieren sich an den Ausführungen von Förstner et al. (2011), Hoffmann und Hofmann (2021) und Külz (2017):

Genetische Faktoren
In Familien treten Zwänge teilweise gehäuft auf. Zwänge werden nicht direkt vererbt, sondern es gibt eine Veranlagung, bei Belastungen mit Zwangsstörungen zu reagieren. Die Veranlagung allein reicht nicht aus, um eine Zwangsstörung zu entwickeln. Weitere Faktoren müssen dazu kommen, damit eine Zwangsstörung entstehen kann.

Neurobiologische Faktoren
Die Neurobiologie beschäftigt sich u. a. mit dem Gehirnstoffwechsel. Nach heutigem Wissenstand sind Botenstoffe im Gehirn wie Serotonin und Dopamin an der Ausbildung von Zwängen beteiligt. Dies erklärt die Wirkung bestimmter Medikamente auf Zwangsstörungen, die sogenannten Serotonin Wiederaufnahmehemmer. Ein weiterer Forschungszweig befasst sich mit anatomischen und funktionellen Auffälligkeiten. Es gibt neben weiteren Gehirnbereichen drei, die vermutlich eine Rolle spielen: das Frontalhirn („bewusstes Denken und Handeln"), die Basalganglien („automatisierte Prozesse") und der Thalamus („Filterfunktion"). Diese drei Strukturen nutzen laufend Reize aus der Umgebung, um das Verhalten optimal zu steuern. In gemeinsamer Absprache planen und setzen sie Bewegungsabläufe um. Man geht davon aus, dass die erregenden Schleifen in diesem System übermäßig aktiv sind, was zu einer Hyperaktivität des Thalamus führt. Dadurch können Umgebungsreize nicht mehr angemessen berücksichtigt werden und es fällt schwer, sich von aufdringlichen Gedanken oder starren Handlungsketten zu lösen.

Persönlichkeit
Stark ausgeprägte Persönlichkeitseigenschaften wie: Perfektionismus, Gewissenhaftigkeit, hohes Verantwortungserleben, Selbstzweifel, Neigung zu Katastrophendenken, Angst vor Ablehnung und Selbstunsicherheit scheinen wesentliche Einflussfaktoren zu sein, ob Zwänge auf einen fruchtbaren Boden fallen.

Lerngeschichte

Bestimmte Lernerfahrungen begünstigen die Entstehung von Zwängen:

Erziehungsstil: hohe Leistungsansprüche, überbehütet, bestrafender Umgang mit Fehlern, Sauberkeitserziehung.

Modelllernen: beobachten und nachahmen von wichtigen Bezugspersonen.

Umgang mit Gefühlen und Konflikten: Bewältigung von starken Emotionen, eingeschränkte soziale Kompetenzen (wahrnehmen und vertreten von eigenen Bedürfnissen, Nein- Sagen).

Gesellschaftliche Normen oder eigenes Wertesystem: Moral, Religion und Sexualität.

Kritische Lebensereignisse, Belastungen und Stress

Wenn im Leben eines Menschen neue Herausforderungen bewältigt werden müssen, die verunsichern und Angst machen, schleichen sich häufig Zwänge in das Leben. Beispiele für kritische Lebensereignisse: Verlust, Trennung, traumatisierende Erlebnisse, Jobwechsel, Umzug in eine neue Stadt, eine wichtige Prüfung, Ablösung, Auszug von zu Hause, Arbeitsplatzverlust, Mobbing, Unfall, finanzielle Schwierigkeiten, familiäre Konflikte etc. Weiterführend auch positive oder wünschenswerte Veränderungen wie die Geburt eines Kindes, ein beruflicher Aufstieg, Zusammenziehen mit dem Partner können subjektiv als stressig und belastend erlebt werden.

Funktionalität der Zwänge

Funktionalität: Welche Bedeutung hat die Symptomatik für das innere Erleben des Patienten oder den äußeren Lebenskontext? Beispielsweise können Zwangs-symptome eine Schutzfunktion einnehmen, indem sie dem Betroffenen helfen, sich aus einer unsicheren sozialen Situation zurückzuziehen und damit nicht der Konfrontation und dem sozialen Versagen ausgesetzt zu sein (Nickel, 2008). Weitere Beispiele:

Gefühlsregulation: Zwänge können ausgeführt werden, um schwierige Gefühle zu bewältigen (Angst, Scham, Schuld, Versagen, Einsamkeit, Wut, Aggression, innere Leere). „Nach einem Streit mit meinem Partner brauche ich für meine Zwangsrituale viel länger." Zwangsrituale können auch positive Gefühle erzeugen wie beispielsweise Sicherheit und Kontrolle.

Selbstwert: Bei einem niedrigen Selbstwertgefühl können Zwänge helfen, diesen zu stabilisieren (Fehler vermeiden, hohe Leistungsansprüche, Perfektionismus).

Bedürfnis nach Kontrolle und Sicherheit: Bei Zwangsbetroffenen zeigt sich häufig eine starke Angst vor Kontrollverlust in unterschiedlichen Lebensbereichen. Die Zwangsrituale werden mit der Absicht ausgeführt wieder Kontrolle zu erlangen.

Konflikte regulieren: Zwänge können in schwierigen Situationen mit anderen beispielsweise helfen, sich abzugrenzen, „nein" zu sagen. „In zwischenmensch-lichen Situationen, in denen ich es nicht schaffe, offen zu kommunizieren, ver-spüre ich Ekel der anderen Person gegenüber, dann ziehe ich mich zurück und führe Waschrituale aus."

Das waren einige Hinweise, wozu Zwangsrituale dienen können, weitere Themen können sein: Ablösung und Autonomie, Zuwendung (herstellen von Nähe, Geborgenheit), Schutz vor Verantwortung oder die Bewältigung einer anderen psychischen Erkrankung. In der Regel sind Funktionalitäten den Betroffenen nicht bewusst. In der Psychotherapie sollten diese besprochen werden.

Ein wichtiger Bestandteil in der Psychotherapie ist die Herleitung eines Krankheitsmodells aus der Lebensgeschichte eines Menschen. Viele Betroffene haben ein großes Bedürfnis, ihre Erkrankung besser zu verstehen.

▶ Wichtig an dieser Stelle, selbst wenn eine vermeintliche Ursache gefunden worden ist, verschwindet der Zwang nicht einfach, da viele aufrechterhaltende Faktoren im „Hier und jetzt" den Zwang weiter aufrechterhalten wie im kognitiv-behavioralen Modell dargestellt. Das heißt, es braucht immer auch eine Therapie, die direkt an den Zwängen, der Symptomatik arbeitet. Diese störungsspezifische Therapie wird im Kap. 7 vorgestellt.

6.3 Die Bedeutung von Emotionen

Allen Ausprägungen einer Zwangsstörung ist gemeinsam, dass die Betroffenen eine negative Anspannung erleben. Zu Beginn der Therapie können sie diesen Zustand oft am besten beschreiben. Wenn im Verlauf der Therapie eine Auseinandersetzung mit der Erkrankung stattfindet, ist es den Betroffenen zunehmend möglich, die darunter liegenden Gefühle wahrzunehmen und zu benennen. Eine Leitemotion ist Angst, andere Gefühle, wie beispielsweise Schuld- oder Schamgefühle und Ekel sind ebenso bedeutsam. Eine zwangsspezifische Sonderform ist das Unvollständigkeitserleben. Diese Gefühle werden mit den Zwangshandlungen unterdrückt oder vermieden.

Angst
Angst ist eine normale emotionale sogar lebensnotwendige Reaktionsweise, die alle Menschen kennen. Sie tritt natürlicherweise in Situationen auf, die für uns bedrohlich sein können oder als bedrohlich wahrgenommen werden können. Die Bedrohung kann körperlicher Natur (Krankheit, Tod, Unfälle) oder sozialer Natur (Ausgrenzung, Zurückweisung, Peinlichkeit) sein. Angst dient dazu, uns auf diese Situationen vorzubereiten und vor Gefahren zu schützen. Sie hat eine Warnfunktion und hilft uns bei tatsächlichen Bedrohungen, schnell reagieren zu können; entweder zu fliehen oder uns der Gefahr zu stellen (Flucht- oder Kampfreaktion).

Folgendes Beispiel soll dies veranschaulichen: Stellen Sie sich vor, Sie sind mit dem Auto unterwegs. Plötzlich rennt ein Kind vor Ihnen über die Straße. Was nehmen Sie in diesem Moment in ihrem Körper wahr? Das Herz beginnt zu rasen, der Blutdruck steigt und die Atmung wird schneller. Der Körper fährt sein Warnsystem hoch, damit Sie in der Situation rasch reagieren können. In solch einer Situation kann es um Sekunden gehen. Sie haben also sofort auf das Bremspedal gedrückt. In Ruhe über verschiedene mögliche Reaktionsweisen nachzudenken ist hier kontraproduktiv und sogar gefährlich.

Wenn unser Warnsystem Alarm schlägt, kommt es zu körperlichen Veränderungen, die dazu dienen, Energie schnell bereitzustellen. Adrenalin wird ausgeschüttet, dieses beschleunigt den Herzschlag, erhöht den Blutdruck und erweitert die Bronchiolen. Das führt dazu, dass die Muskulatur mit mehr Sauerstoff angereichert und die Muskelkraft erhöht wird. Unwillkürliches Zittern dient dem Aufwärmen der Muskulatur, das vermehrte Schwitzen reguliert die Körpertemperatur und schützt vor Überhitzung. Erweiterten Pupillen sorgen für eine Aufmerksamkeitseinengung, sodass Konzentration und Aufmerksamkeit auf die Beobachtung der möglichen Gefahrenquelle fokussiert wird.

Was passiert im Körper, nachdem Sie die Gefahrensituation gemeistert haben?

Alle oben beschriebenen körperlichen Angstreaktionen bilden sich von alleine zurück, so bald keine Gefahr mehr wahrgenommen wird oder existiert. Das Warnsystem ist selbstregulierend, Blutdruck, Atmung usw. regulieren sich von alleine, ohne Ihr aktives zu tun.

Zwangserkrankte befürchten, dass ihre Angst oder auch andere unangenehmen Gefühle ins Unermessliche steigen und es keinen Endpunkt gibt, wenn sie nicht aktiv mit ausgeführten Zwangshandlungen regulierend eingreifen. Die Abb. 6.2 zeigt die Erwartungsangst von Betroffenen und zeigt, was tatsächlich passiert, wenn man die Angst zulässt.

Es gibt nur einen maximalen Höhepunkt der Angst, an dieser Schwelle werden Angstsymptome ausgelöst. Danach reguliert sich das Warnsystem von selbst wieder.

▶   Diskutieren Sie mit Patienten die Angstkurve anhand der Abbildung.
      Den Verlauf der Angstkurve verstehen zu können, ist in der Regel für
      Patienten hilfreich.

Im Zentrum dieses Alarm- und Abwehrsystems steht die Amygdala. Die natürliche Funktion der Amygdala führt dazu, dass sie eher einmal zu viel als zu wenig warnt, um uns zu schützen.

Die Verarbeitung von Gefahrensignalen erfolgt über zwei Wege, konkret zwei unterschiedliche Nervenbahnen (Grawe 2004). Der erste leitet die Information blitzschnell und direkt an die Amygdala weiter. Hören wir etwa einen lauten Knall, wird dieses Signal über das Sinnesorgan zum sensorischen Thalamus weitergeleitet. Das ist die zentrale Schaltstelle, der jede Information zunächst ins Gehirn zugeleitet wird. Dies geschieht innert Millisekunden. Noch ehe wir erkennen können, wovor wir Angst haben, reagieren wir mit einem Abwehrreflex oder erstarren für einen Moment. Der zweite Weg leitet die Information über das denkende Hirnareal, Areale im sensorischen Cortex zur Amygdala. Dieser Umweg ermöglicht, die Bedeutung des Signals einzuordnen. Das ist der „langsamere Weg", der ein genaueres Abbild der Situation generiert und Entwarnung gibt. Wir haben inzwischen realisiert, dass es ein Tag vor Silvester ist, ein Knaller gezündet

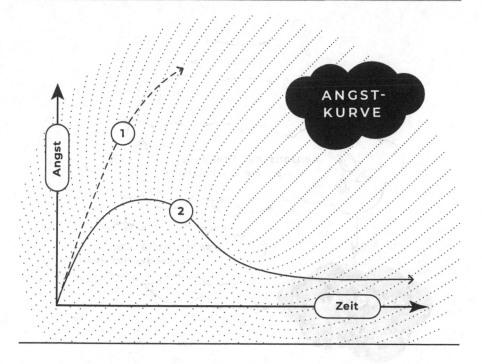

(1) Angst steigt ins Unermessliche
(2) Normale Angstkurve

Abb. 6.2 Angstkurve

wird und keine Gefahr besteht. Der ganze Vorgang hat lediglich einige Sekunden gedauert. Abb. 6.3 zeigt in stark vereinfachter Darstellung den *blitzschnellen* und *langsamen Weg* zur Angstzentrale, der Amygdala.

Angst ist eine Schutzreaktion und Panik eine sehr schnell ablaufende Schutzreaktion.

Die Amygdala wird nur zu einem kleinen Teil durch äußere Bedrohungen aktiviert. Starke Angst haben wir vor allem dann, wenn wichtige grundlegende Bedürfnisse bedroht werden, wie zum Beispiel das Bedürfnis nach sozialer Zugehörigkeit. Auch die Bedrohung motivationaler Ziele kann Angst auslösen, z. B. wenn wir irgendwo zu scheitern drohen, durch Verlust bedroht sind oder etwas auf uns zukommt, was wir mit allen Mitteln vermeiden wollen. Rational betrachtet wäre es das Beste, wir würden uns der Situation stellen, sie reflektieren und uns mit der Angst auseinandersetzen. Stattdessen wird die wahrgenommene

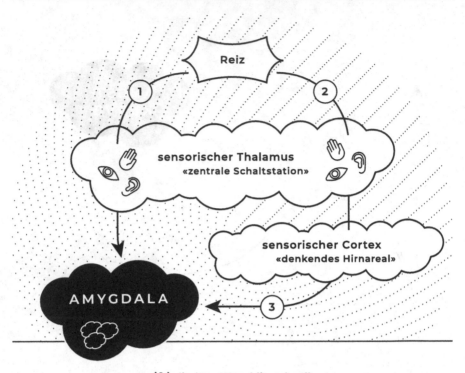

Abb. 6.3 Die Angstzentrale

Bedrohung oft vermieden, weil durch das bewusste Hinwenden zur Situation die Angstgefühle zunächst stärker werden. Die Neurone in der Amygdala feuern unabhängig davon, egal, ob wir uns mit der Angst auseinandersetzen oder diese vermeiden. Eine dauernd aktivierte Amygdala hat eine gesundheitsschädigende Wirkung (Grawe 2004). Das ist wie ein Sprinter, der im Startloch steht und auf den Start wartet. Es folgt auf die Plätze, fertig…aber kein Startschuss. Es wird Energie bereitgestellt, aber es folgt keine Handlung, welche die Energie nutzen kann. Wird diese Aktivierungsreaktion über längere Zeit aufrechterhalten, weil Belastungen anhalten oder immer wiederkehren, führt dies oft zu Erschöpfungszuständen mit negativen Folgen für die Gesundheit. Durch körperliche Aktivität wird die unter Stress zur Verfügung gestellte Energie abgebaut (Kaluza 2015). Deshalb ist es in der Behandlung von Ängsten immer sinnvoll Entspannungsverfahren, Achtsamkeit und Sport mit einzubeziehen.

Zwangserkrankte berichten häufig, dass sie während Zwangshandlungen bzw. Gedankenkreisen ihren Körper nicht gut spüren. Sie merken oft erst später, dass sie aufgrund langanhaltender Muskelanspannungen Schmerzen haben und sehr erschöpft sind. Viele leiden unter chronischen Verspannungen wie spannungsbedingten Schmerzen. Die Körperwahrnehmung zu trainieren, Entspannungsverfahren anzuwenden und Sport kann hilfreich sein, um chronischer Verspannung vorzubeugen.

Schuldgefühle
Echte Schuld und Schuldgefühle sind grundsätzlich voneinander unterscheidbar. Echte Schuld setzt voraus, dass eine Person einen konkreten Fehler begangen hat. Sie hat sich für etwas entschieden, entsprechend gehandelt und dadurch eine sich selbst oder andere schädigende Konsequenz ausgelöst. Schuldgefühle hingegen bezeichnen eine Stimmungslage, die aus einem übersteigerten Verantwortungsgefühl, einem Versagensgefühl oder einem Minderwertigkeitsgefühl heraus entstehen (Längle 2007). Menschen mit Zwangsstörungen setzen bereits das Vorhersehen und nicht verhindern eines möglichen Unglücks mit persönlicher Schuld gleich.

Beispielhaft hierfür ist folgende Begebenheit: Eine Patientin berichtet mir, dass sie ihrem Cousin einen Gesundheitsprospekt zur Raucherentwöhnung geschickt habe. Dieser habe sich über die erhaltene Post geärgert, da er nicht beabsichtigt, mit dem Rauchen aufzuhören, und sie zudem nicht nach Empfehlungen und Tipps gefragt hat. Dies war ihr zwar unangenehm, aber sie konnte nicht einsehen, dass sie damit eine Grenze überschritten hat. „Für mich ist es wichtig, dass ich alles gegeben habe, meine Pflicht getan habe, um zu verhindern, dass er Lungenkrebs bekommt. Wenn er jetzt Lungenkrebs bekommt, ist es nicht meine Schuld." Das Gefühl, sich durch unterlassene Hilfeleistung allenfalls schuldig zu machen und damit für den Tod eines nahen Angehörigen verantwortlich zu sein, ist für sie unerträglich.

Schamgefühl
Scham hat die Absicht, etwas unsichtbar zu machen - was sichtbar werden könnte, soll verborgen werden. Das ist die natürliche Funktion von Scham, sie dient dem Zweck, einen intimen Raum, eine intime Grenze vor Verletzungen zu schützen. Scham ist Teil unserer Sozialkompetenz und hilft uns, soziale Beziehungen zu regulieren, sie hilft uns, unsere Würde zu schützen - aus dem tiefen, menschlichen Bedürfnis heraus, angenommen zu werden, dass wir so, wie wir sind, in Ordnung sind. Wenn uns jemand beschämt, wird diese persönliche Schutzgrenze durchbrochen, wir werden in unserer Würde, unserer Persönlichkeit getroffen. Scham betrifft uns tief in unserer Identität. Anders als bei Schuld, sich durch ein falsches Verhalten schuldig gemacht zu haben, trifft Scham nicht auf das Verhalten, sondern direkt auf den Menschen: Du bist falsch, schlecht (Baer und Frick-Baer 2018).

Die Zwangsstörung wird auch als „die heimliche Krankheit" bezeichnet. Betroffene verbergen ihre Symptome oft über lange Zeit selbst vor nahen

Angehörigen. Sie schämen sich für ihr Zwangsverhalten, weil sie sich bewusst sind, dass dieses für andere Menschen nur schwer nachvollziehbar ist. Ist es ihnen selbst doch oft nur schwer nachvollziehbar, weshalb sie sich zu einem Verhalten gedrängt fühlen, das sie gleichzeitig als sinnlos erachten. Alltägliche Verrichtungen wie einen Küchenboden zu reinigen, kann zu einem unüberwindbaren Albtraum werden, der aufgrund unterschiedlicher Zwangsrituale vier Stunden dauert, eine 30-minütige Herdkontrolle durchzuführen, obwohl man weiß, dass man den Herd gar nicht benutzt hat, eine volle Tüte Lebensmittel nach dem Einkauf zu entsorgen, weil die Kassiererin ein Pflaster an der Hand getragen hat, da kommt man sich ganz schön „blöd" vor. Als eigentlich von den Werten her umweltbewusster Mensch täglich mehrere Rollen Küchenpapier, Duschmittel, Desinfektionsmittel und Reinigungsmittel zu verbrauchen- das tut weh. Genau deshalb ist es nachvollziehbar, dass Betroffene ihre Symptome verbergen. Wenn wir es mit Schamgefühlen zu tun haben, dann ist ganz viel Akzeptanz, Annahme und Wohlwollen in der Beziehung und Kommunikation wichtig.

▶   Die Betroffenen wissen oft, dass das, was sie machen, verstandesmäßig nicht logisch oder zumindest übertrieben ist. Trotzdem müssen sie es tun. Deshalb fühlen sie sich oft beschämt, wann immer man mit ihnen über Sinn oder Unsinn einer Zwangshandlung spricht. Wie beispielsweise: Du siehst doch, dass der Herd aus ist. Besser: Es ist bestimmt sehr belastend, sich gedrängt zu fühlen, etwas zu tun, was man selbst als sinnlos und übertrieben betrachtet.

Auch wenn Zwangshandlungen weder rational noch zielführend sind, folgen sie doch einer inneren Logik. Sie sind ein Bewältigungsversuch im Umgang mit schwierigen Gefühlen und Herausforderungen. Dieser Bewältigungsversuch verdient Anerkennung.

Ekel

Ekel ist sehr wahrscheinlich das unbeliebteste Gefühl. Gleichzeitig hat es eine wichtige Schutzfunktion. Sich einstellender Ekel schützt uns vor Krankheiten, im Extremfall sorgt der Brechreflex dafür, dass Krankheitserreger oder schädliche Stoffe umgehend aus dem Körper befördert werden.

Ekel kommt vor allem bei Waschzwängen und häufig in Verbindung mit Körperflüssigkeiten -eigenen wie fremden - vor. Das kann sich auf Objekte beziehen, bei denen der Betroffene ekelerregende Substanzen vermutet, aber auch auf Menschen oder Berührungen von Menschen. Darüber hinaus kann sich der Ekel auch auf sich selbst beziehen.

Eine Betroffene schildert mir ihren Ekel bei der Vorstellung, dass ihr Sohn seinen Pult ungeduscht benutzt: „Stellen Sie sich eine öffentliche Toilette vor, die voll von Sekreten verschmiert ist und es brennt ein schummriges Licht, sodass Sie nicht alles deutlich sehen können. Die Vorstellung, dass mein Sohn sich ungeduscht an seinen Schreibtisch setzt, löst bei mir so starken Ekel aus, wie wenn ich mich auf diese Toilette setzen müsste." Dies verdeutlicht, wie schwer die Betroffene durch den Ekel belastet ist.

Unvollständigkeitsgefühl

Eine zwangsspezifische Sonderform, „das Unvollständigkeitsgefühl", tritt bei einer Subgruppe Betroffener auf. Bei dieser Subgruppe befürchten die Betroffenen keine spezifischen Konsequenzen, wenn sie Zwangsrituale nicht ausführen.

Man unterscheidet zwei Motive, die mit dem Zwangsverhalten assoziiert sein können: Schadensvermeidung aufgrund einer befürchteten Konsequenz, wie klassischerweise im kognitiv-behavioralen Modell veranschaulicht, und das Gefühl der Unvollständigkeit. Folgende Beispiele sollen die unterschiedlichen Motive veranschaulichen: Ordnungs-, Symmetrie- und Kontrollzwänge. Ein Patient führt seine Kontrollzwänge bei elektrischen Geräten und Wasserhähnen durch, um befürchteten Sachschaden zu vermeiden. Dahingegen findet sich bei dem Ordnungs- und Symmetriezwang keine befürchtete Konsequenz, sondern: der Klang, das Geräusch beim Ordnen und Abstellen von Gegenständen muss sich richtig anhören. Einen Ordner in ein Regal zu stellen kann fünf Minuten schlimmstenfalls auch Stunden dauern. Der Vorgang muss so lange wiederholt werden, bis sich ein Gefühl von „jetzt klingt es richtig" einstellt. Das Beispiel zeigt, dass Zwangsverhalten einer Person von beiden Motiven geprägt sein kann. Auch dasselbe beobachtbare Zwangsverhalten kann unterschiedlich motiviert sein. Beispielsweise kann ein Waschzwang durch die Angst vor Ansteckung motiviert sein oder durch das Unvollständigkeitsgefühl, das „vollständige Sauberkeit" der Hände erreichen will (Ecker und Gönner 2006).

▶ Es zeigt sich, dass die unterschiedlichen Motive das Zwangsverhalten einer Person bestimmen können oder dass dasselbe Zwangsverhalten unterschiedlich motiviert sein kann.

Es lassen sich zwei Varianten des Unvollständigkeitserlebens unterscheiden:

Nicht-Genau-Richtig-Erleben (übersetzt aus dem Englischen: not-just-right experiences abgekürzt mit *NRJEs*) und *Selbstbezogene Unvollständigkeit (SU)*.

NJRE beschreibt ein quälendes inneres Gefühl der Unzufriedenheit mit eigenen Handlungen oder Wahrnehmungen, die an Zwängen leidende Personen nur schwer zum Abschluss kommen lässt.

Diese NJRE kann sich auf verschiedene Weise äußern (Ecker und Gönner, 2006, S. 1116):

- Visuell: etwas sieht nicht „genau richtig" aus, z. B. das Haar sieht noch nicht „genau richtig" in der Mitte gescheitelt aus;
- auditiv: etwas, z. B. ein ritualisiertes Gebet, hört sich nicht „genau richtig" an;
- taktil: z. B. eine bestimmte Oberflächenstruktur fühlt sich nicht „genau richtig" an;

- proapriozeptiv: die Handlung fühlt sich nicht „genau richtig" an, z. B. beide Schnürsenkel sind noch nicht mit der „genau identischen" Spannung gebunden;
- kognitiv-sprachlich: etwas erscheint sprachlich nicht „genau richtig" ausgedrückt.

Ecker und Gönner (2006) sehen Selbstbezogene Unvollständigkeit (SU) als zwangsspezifische Form von Depersonalisations- und/ oder Derealisationserleben.

SU ist uns zunächst ein fremder Begriff. Er beschreibt eine eigentümliche innere Erfahrung, die dadurch gekennzeichnet ist, dass eigene Handlungen, Wahrnehmungen oder Erinnerungen in quälender Weise als unvollständig, unabgeschlossen oder „nicht genau richtig" erlebt werden, sodass ein positives „Erledigungsgefühl" fehlt (Heim und Bühler 2003, S. 214).

Ein eindrückliches Beispiel einer Betroffenen: „Nachdem ich meinen Sohn in der Kita abgeholt hatte und ihn fest in meinen Armen hielt, war ich unsicher, ob ich ihn nicht in der Kita vergessen habe. Also ging ich mit meinem Sohn in den Armen zurück in die Kita, um zu schauen, ob ich ihn nicht doch zurückgelassen habe. Obwohl ich weiß, ich halte meinen Sohn in meinen Armen, und zudem weiß, ich kann ihn gar nicht zurückgelassen haben, weiß ich nicht: Habe *ich* ihn wirklich abgeholt?" Beim Unvollständigkeitserleben fehlt der „persönliche Stempel" (Reed, 1991). Die Handlungserinnerung wird aufgrund ihrer „unpersönlichen Qualität" nicht als „geschlossene Gestalt", sondern als unabgeschlossen und unvollständig erlebt. Die fehlende Integration des Selbst in der Repräsentation der Handlung motiviert Handlungswiederholungen, um die Handlungserinnerung doch noch organisch mit der eigenen Person zu verbinden. Jedoch löst das Unvollständigkeitsgefühl aus, dass die Erinnerung auch immer unvollständig bleibt, da sie mit diesem Gefühl verbunden ist. Es kann nicht aufgelöst werden. Das wiederholte Scheitern beim Handlungsabschluss einer Zwangshandlung wird als quälend und verwirrend erlebt (Ecker und Gönner 2017).

Selbstbezogenes Unvollständigkeitserleben meint ein verändertes Selbsterleben während bzw. unmittelbar vor/nach einer Zwangshandlung. Hoffmann und Hofmann (2012, S.149) sprechen von „Unvollständigkeit" bezogen auf die eigene Person: „Die Betroffenen fühlen sich `nicht richtig da`, von der eigenen Person entfremdet, wie in Trance, als ob sie träumen, `neben sich stehen`, sich von außen beobachten, mechanisch `wie Roboter` handeln."

Diese zwangsspezifische Ausprägung von Depersonalisation kann zusätzlich mit Derealisation und im Extremfall mit bizarren, aber klar ich-dystonen Erlebnisweisen einhergehen, z. B. wenn ein Betroffener beim Verlassen des Badezimmers das Gefühl hat, „nicht ganz aus dem Spiegel herauszukommen".

Zur Diagnostik und auch zur psychoedukativen Beratung existieren Screening-Instrumente (siehe Ecker und Gönner, 2017). Für Betroffene ist es oft erleichternd zu hören, dass es sich um zwangsspezifische Phänomene handelt.

Ein empfehlenswertes Selbsthilfebuch für Betroffene, in dem Übungen und Anleitungen zur Stärkung des Ich-Erlebens finden, ist:

▶ Wenn Zwänge das Leben einengen. Der Klassiker für Betroffene-Zwangsgedanken und Zwangshandlungen von Hoffmann und Hofmann (2021).

Literatur

Ambühl H, Meier B (2003) Die Zwangsstörung. PiD-Psychotherapie im Dialog 4(3):219–229.

Baer U, Frick-Baer G (2018) Vom Schämen und Beschämtwerden. 6. Aufl. Beltz, Weinheim (Bibliothek der Gefühle, Bd. 4).

Cougle JR, Lee HJ (2014) Pathological and non-pathological features of obsessive-compulsive disorder: Revisiting basic assumptions of cognitive models. J Obsessive Compuls Relat Disord 3(1):12–20. https://doi.org/10.1016/j.jocrd.2013.11.002.

Ecker W, Gönner S (2006) Das Unvollständigkeitsgefühl. Der Nervenarzt 77(9):115–1122.

Ecker W, Gönner S (2017) Aktueller Forschungsstand zum Unvollständigkeitserleben bei Zwangsstörungen. Verhaltenstherapie 27(2):120–128.

Förstner U, Külz AK, Voderholzer U (2011) Störungsspezifische Behandlung der Zwangsstörungen: ein Therapiemanual: Kohlhammer.

Grawe K (2004) Neuropsychotherapie. Hogrefe, Göttingen

Heim G, Bühler K (2003) Pierre Janet: ein Fall für die moderne Verhaltenstherapie? VERHALTENSTHERAPIE & VERHALTENSMEDIZIN

Hoffmann N, Hofmann B (2012) Expositionen bei Ängsten und Zwängen, 3. Aufl. Weinheim, Beltz

Hoffmann N, Hofmann B (2021) Wenn Zwänge das Leben einengen. Der Klassiker für Betroffene – Zwangsgedanken und Zwangshandlungen. 16th ed. 2021. Springer Berlin Heidelberg; Imprint Springer (Springer eBook Collection), Berlin

Jans T, Walitza S, Warnke A (2008) Zwangsstörungen bei Kindern und Jugendlichen. Prax Kinderpsychol K 57(6):429–456.

Kaluza G (2015) Stressbewältigung. Trainingsmanual zur psychologischen Gesundheitsförderung; mit 88 Abbildungen und 15 Tabellen. 3., vollständig überarbeitete Aufl. Springer (Psychotherapie), Berlin

Külz AK (2017) Dem inneren Drachen mit Achtsamkeit begegnen. Selbsthilfe bei Zwängen; mit Online-Materialien, 1. Aufl. Beltz, Weinheim

Längle A (2007) Sinnvoll leben. Eine praktische Anleitung der Logotherapie. Residenz-Verl, St. Pölten, Salzburg

Nickel M (2008) Ängste, Zwänge und Belastungsreaktionen. 1. Aufl. Springer (Edition Ärztewoche), Wien. http://bvbr.bib-bvb.de:8991/F?func=service&doc_library=BVB01&doc_number=015724496&line_number=0002&func_code=DB_RECORDS&service_type=MEDIA

Rachman S (1998) 16 – A Cognitive Theory of Obsessions. In: E. Sanavio (Hrsg) Behavior and cognitive therapy today. Pergamon, Oxford, S 209–222. https://www.sciencedirect.com/science/article/pii/B978008043437750017X

Reed GF (1991) The cognitive characteristics of obsessional disorder. Cognitive bases of mental disorders. S 77–99

Salkovskis PM (1985) Obsessional-compulsive problems: A cognitive-behavioural analysis. Behav Res Ther 23(5):571–583.

Taylor S, Abramowitz JS, McKay D (2007) Cognitive-Behavioral Models of Obsessive-Compulsive Disorder. 15914748

Wer oder was hilft bei Zwangsstörungen?

7

Zusammenfassung

Zur Behandlung von Zwangsstörungen ist den S3-Leitlinien zufolge die kognitive Verhaltenstherapie (KVT) mit Exposition und Reaktionsmanagement die Therapie der ersten Wahl. Sie gilt als Goldstandard in der Behandlung von Zwangsstörungen. Die Zwangsstörung lässt sich nach heutigem Wissensstand erfolgreich behandeln. Eine Mehrheit der Zwangserkrankten profitiert von einer störungsspezifischen Therapie, die zu einer Verbesserung der Symptome oder sogar zu einer Symptomfreiheit führt. Daneben finden sich in diesem Kapitel eine Auflistung von Beratungsangeboten für Betroffene, Angehörige und Fachpersonen.

7.1 Behandlungsmöglichkeiten

Zur Behandlung von Zwangsstörungen ist den S3-Leitlinien zufolge die kognitive Verhaltenstherapie (KVT) mit Exposition und Reaktionsmanagement die Therapie der ersten Wahl. Sie gilt als Goldstandard in der Behandlung von Zwangsstörungen (Hohagen et al. 2015). Eine Pharmakotherapie mit Serotonin-Wiederaufnahmehemmern wird nur empfohlen, wenn KVT nicht ausreichend wirkt, nicht verfügbar ist, von Patienten abgelehnt wird oder wenn die Erkrankung so schwer ist, dass eine KVT mit Exposition nicht durchführbar ist.

Die kognitive Verhaltenstherapie leitet sich von den behavioristisch-lerntheoretisch begründeten Therapieverfahren ab. Innerhalb der kognitiven Verhaltenstherapie wird Kognitionen bezüglich psychischer Vorgänge eine wichtige Rolle zugeschrieben. Sie haben eine Auswirkung auf Emotionen und Verhalten und beeinflussen sich darüber hinaus auch wechselseitig. Sogenannte dysfunktionale Kognitionen tragen zu psychischen Störungen bei. Dementsprechend geht es in der Therapie darum, die dysfunktionalen Kognitionen in funktionale zu verändern (Wilken 2018). Die kognitive Verhaltenstherapie kennt verschiedene therapeutische Methoden. Ein Kernelement für die Behandlung von Zwangsstörungen ist die Exposition mit einem Reaktionsmanagement (Förstner et al. 2011).

In der Therapie stellen sich die Patienten ihren Ängsten und anderen unangenehmen Gefühlen und verzichten dabei auf die gewohnten Zwangsrituale. Die Exposition mit Reaktionsmanagement wirkt auf der kognitiven Ebene, indem der Patient realisiert, welche Konsequenzen verändertes Verhalten nach sich zieht. Dies kann aber nur durch die konkrete Erfahrung bewirkt werden, d. h. das Erleben, dass keine Gefahr durch Konfrontation ausgeht. Das Verfahren wirkt auf neurobiologischer Ebene, indem es nachweislich zu neuen Bahnungen und zur Bildung neuronaler Verbindungen führt (Reinecker 2009). Die Betroffenen erfahren, dass sie Emotionen auch ohne Zwangsrituale bewältigen können.

Eine einfache Erklärung für Patienten ist das therapeutische Paradigma des Fehlalarms:

Stellen Sie sich vor, die Alarmanlage Ihres Autos geht los, während Sie gemütlich im Wohnzimmer sitzen und Zeitung lesen. So schnell Sie können, laufen Sie aus dem Haus, aber weit und breit ist kein Dieb. Sie schauen sich Ihr Auto ganz genau an, es fehlt nichts, also gehen Sie wieder zurück. Wenig später das Gleiche: Alarm! Sie rennen noch schneller, denn vielleicht waren Sie beim ersten Mal nicht schnell genug. Und so geht das noch einige Male weiter. Entnervt bringen Sie Ihr Auto in die Werkstatt. Tatsächlich: Die Alarmanlage ist defekt. Das Ersatzteil kommt erst in ein paar Tagen. Da Sie Ihr Auto jeden Tag brauchen, nehmen Sie es bis dahin wieder mit. Was können Sie beim nächsten Fehlalarm tun?

- Jedes Mal rennen und schauen, vielleicht ist ja doch was?
- Oder die Anspannung aushalten und liegen bleiben, weil es ja keine Bedrohung gibt?

Fast genauso ist es mit Ihrem Zwangssymptom, nur dass es kein Ersatzteil gibt. Vielmehr verschwindet der Fehlalarm, indem Sie diese Alarmanlage umprogrammieren - indem Sie den Fehlalarm einfach aushalten und nichts tun, lernt Ihre Psyche, dass nichts Schlimmes passieren wird, und hört schließlich mit dem Fehlalarm auf. Dieses Vorgehen nennen wir Exposition. Wenn man es richtig macht, ist es eines der wirksamsten Therapieprinzipien überhaupt.

Typischerweise haben Patienten Angst vor Expositionen. Sie befürchten, dass sie von Gefühlen überwältigt und die Zwänge dann noch schlimmer werden. Genau das Gegenteil ist der Fall. Manche Menschen spricht hier das Bild des Scheinriesen aus „Jim Knopf" von Michael Ende an, der aus der Ferne bedrohlich wirkt, sich aus der Nähe betrachtet doch als harmloses Männchen entpuppt. Der kleine Jim Knopf möchte am liebsten vor dem Riesen weglaufen (Vermeidung, Flucht), aber mit Unterstützung schafft er es, stehen zu bleiben und genauer hinzugucken (Exposition).

▶ Die Zwangsstörung lässt sich nach heutigem Wissensstand erfolgreich behandeln. Eine Mehrheit der Zwangserkrankten profitiert von einer störungsspezifischen Therapie, die zu einer Verbesserung der Symptome oder sogar zu einer Symptomfreiheit führt. Dadurch wird die Lebensqualität der Menschen und ihrer Angehörigen deutlich verbessert.

Obwohl international in Leitlinien die KVT mit Exposition und Reaktionsmanagement als Goldstandard angesehen wird, besteht noch immer eine beachtliche Versorgungslücke in der praktischen Anwendung. Die Gründe hierfür sind vielfältig: mangelnde Erfahrung, organisatorische Probleme, etwa bei mehrstündigen Expositionen außerhalb der Praxis, Vorurteile in Bezug auf die Verträglichkeit oder Komplikationen, ethische Bedenken hinsichtlich der Therapieform und dass diese für die Betroffenen einen massiven Stressfaktor darstellen (Voderholzer et al. 2021). Das Therapieverfahren KVT mit Exposition mit Reaktionsmanagement (EMR) ist ein sicheres und wirksames Verfahren, was in einer kürzlich publizierten Studie zum wiederholten Mal bestätigt wurde (Schneider et al. 2020).

Vielversprechend zeigen sich Ergebnisse der psychotherapeutischen Forschung mit internetbasierten Therapieangeboten. Studien zeigen hohe Effekte der internetbasierten Therapie (KVT mit Expositionsübungen mit Reaktionsmanagement) mit ausschließlich internetbasiertem Kontakt zwischen Behandler und Patient (Herbst et al. 2014).

In Norwegen wurde aufgrund langer Wartelisten ein innovatives Konzept einer intensiven Blockbehandlung für Menschen mit Zwangs- und Angststörungen entwickelt. Die sogenannte B4DT(Bergen 4 Days Treatment)-Behandlung besteht aus vier hochintensiven ganztägigen Modulen mit 1:1-Betreuung bei dicht begleiteter Exposition. Diese intensive Kurztherapie zeigt positive Effekte und kann bestehende Behandlungsangebote auch in anderen Versorgungssystemen ergänzen (Kvale et al. 2018).

Stationäre oder ambulante Behandlung?
Eine stationäre oder teilstationäre Behandlung sollte erwogen werden, wenn:

- mit einer ambulanten Behandlung keine ausreichenden Verbesserungen erzielt werden,
- eine Intensivierung der Expositionsbehandlung erwünscht ist,
- komplexe psychiatrische Zustandsbilder vorliegen (beispielsweise Depression, Substanzmittelmissbrauch oder Suizidalität), die eine multiprofessionelle Behandlung erfordern,
- die Schwere der Zwangserkrankung die selbstständige Versorgung des Betroffenen im Alltag gefährdet,
- die Entlastung des psychosozialen Umfeldes des Patienten sinnvoll erscheint.

Eine stationäre Behandlung ermöglicht eine intensivere Expositionsbehandlung (Reinecker 2009). Im Anschluss an einen stationären Aufenthalt ist eine sorgfältige Austrittsplanung empfehlenswert. Diese umfasst Belastungserprobungen am Wochenende, um vor Ort den Umgang mit zwangsbesetzten Situationen zu üben. Es empfiehlt sich den Anschluss nach einem stationären Aufenthalt gut vorzubereiten.

Ambulante Behandlung
Grundsätzlich sollte die psychiatrisch-psychotherapeutische Behandlung von Zwangsstörungen in einem ambulanten Rahmen erfolgen. Zum einen kann die betroffene Person so in ihrem Umfeld bleiben und die vorhandenen Strukturen nutzen. Zum anderen erleichtert dies die direkte Anwendung der in der Therapie gelernten Strategien vor Ort.

Die Behandlung der Zwangsstörung gilt als zeitintensiv und aufwendig. Idealerweise kombiniert die ambulante Behandlung Psychotherapie und ambulante psychiatrische Pflege.

Die Möglichkeit der Übernahme von Exposition mit Reaktionsmanagement durch geschultes psychiatrisches Pflegepersonal wird in den S3-Behandlungsleitlinien erwähnt. Ambulante Psychiatriepflege berät Menschen im privaten Umfeld und in Alltagssituationen. Damit unterstützt sie Betroffene wie Angehörige nah an ihrem Lebensalltag. Gerade Angehörige von Zwangserkrankten sind durch die Erkrankung des Partners/Familienmitglieds oft gleichfalls schwer belastet. Durch die Möglichkeit, Angehörige direkt zu beraten und allenfalls auch zu entlasten, leistet die ambulante psychiatrische Pflege einen wichtigen Beitrag für eine bessere Gesamtbehandlungssituation.

Auch hier besteht ein erheblicher Mangel an qualifiziertem geschultem Personal, das Exposition mit Reaktionsmanagement anwenden kann. Es besteht Handlungsbedarf bei Aus- und Weiterbildung.

Wie bereits ausgeführt ist KVT mit ERM die Therapiemethode der ersten Wahl, ergänzt wird dieses Vorgehen durch:

- Blockexpositionen (B4DT)-KVT
- E-mental health-KVT
- Acceptance and Commitment Therapie
- Achtsamkeitsbasierte und metakognitive Ansätze
- Sport und Bewegung mindestens 150 min/wöchentlich (Abrantes et al. 2017)

Nicht alle Zwangsbetroffenen profitieren von den beschriebenen etablierten Verfahren. Es ist wünschenswert, dass zukünftig weitere Therapieansätze entwickelt werden.

Interessant ist ein neuer Ansatz für Betroffene, die ausschließlich oder überwiegend an Zwangsgedanken leiden (ICD-10, Diagnose F42.0 vorwiegend Zwangsgedanken oder Grübelzwang). Diese sind eine besondere Herausforderung für bisherige Therapiekonzepte. Sie sprechen auf Standardinterventionen oft nur unzureichend an. Eine Arbeitsgruppe aus dem Universitätsklinikum Hamburg hat deshalb eine neue Methode zur Reduktion von Zwangsgedanken entwickelt: Die sogenannte *Assoziationsspaltung*. Diese Technik beruht auf der neurowissenschaftlich gut belegten Vorstellung, nach der das Gedächtnis netzwerkartig organisiert ist. Solch eine Darstellung eines Netzwerkmodells ist in Kap. 1 dieses Buches abgebildet. Die neue Technik der Assoziationsspaltung zielt auf die Ausbildung und Stärkung neutraler Assoziationen. Sie setzt bei der kognitiven Einengung der Assoziationen auf den Zwang an. Erste Erfahrungen mit der therapeutengestützten Anwendung dieser Methode zeigen, dass sie leicht anzuwenden ist und sich gut mit etablierten verhaltenstherapeutischen Therapiekonzepten vereinbaren lässt (Jelinek et al. 2009).

7.2 Beratungsangebote

Informationsseiten für Betroffene, Angehörige und Fachpersonen:

Die schweizerische und die deutsche Gesellschaft für Zwangsstörungen beantwortet Fragen per E-Mail oder Telefon. Sie vermitteln Kontakte zu Betroffenen, falls man sich austauschen möchte. Es können kostenlose Broschüren bestellt werden und regelmäßig erscheint ein Newsletter, der über die neuesten Forschungsergebnisse zum Thema Zwangsstörungen informiert. Sie bieten jährliche Informationstreffen für Fachpersonen, Betroffene, Angehörige und Interessierte. Sie führen eine Liste mit spezialisierten Therapeuten für Zwangsstörungen.

Schweizerische Gesellschaft für Zwangsstörungen (SGZ)
c/o Psychiatrische Universitätsklinik Zürich
Klinik für Kinder- und Jugendpsychiatrie und Psychotherapie
Neumünsterallee 3
Postfach 233
8032 Zürich
Internet: www.zwaenge.ch

E-Mail: kontakt@zwaenge.ch

Die deutsche Gesellschaft für Zwangsstörungen organisiert zusätzlich Selbsthilfegruppen für Betroffene und Angehörige. Das besondere ist, dass Betroffene, Angehörige und Experten zusammenarbeiten. Im Internet stehen Informations- und Diskussionsforen zur Verfügung. Vierteljährlich erscheint die Zeitschrift Z-aktuell. Zudem finden sich Weiterbildungsangebote für Fachpersonen.

Deutsche Gesellschaft für Zwangserkrankungen (DGZ)
Postfach 70 23 34
22023 Hamburg
Internet: www.zwaenge.de
E-Mail: zwang@t-online.de
Telefon: (040) 689 13 700

Das österreichische Portal bietet ebenfalls Therapeutenliste, Diskussionsforen, Selbsthilfegruppen und Informationen an.

Österreichisches Portal rund um die Zwangserkrankung

Internet: www.zwaenge.at

Sorgentelefon: +43 650 7537103

OCD Land Informationsseite und Community- Forum für Betroffene.
Internet: https://www.ocdland.com/
„Marburger Forum Zwangserkrankungen" ist ein Modellprojekt zur Verbesserung der Versorgungssituation von Zwangspatienten und deren Angehörigen. Es ist ein interdisziplinäres Netzwerk, das verschiedene Angebote für Behandler, Betroffene und Angehörige bietet und eine verbesserte Vernetzung zwischen den stationären sowie ambulanten Behandlungsbereichen fördert. Es findet sich ein vielfältiges Fort- und Weiterbildungsangebot. Außerdem findet regelmäßig eine trialogische Veranstaltung statt. Eine öffentliche Diskussionsveranstaltung mit Fachpersonen, Betroffenen und Angehörigen gemeinsam.
https://marburger-forum-zwangserkrankungen.net/

Beratung Angehörige
Es gibt einen Ratgeber, der praktische Hilfe anbietet: Der Zwang in meiner Nähe – Rat und Hilfe für Angehörige von zwangskranken Menschen, von Rufer und Fricke (2016).
Selbsthilfegruppen gibt es auch. Am besten fragt man bei den Gesellschaften oder Selbsthilfezentren in der Region nach. Es besteht auch immer die Möglichkeit, selbst eine Selbsthilfegruppe ins Leben zu rufen.
Selbsthilfe Schweiz
Laufenstrasse 12
4053 Basel
Tel: 061 333 86 01
Internet: www.selbsthilfeschweiz.ch

Email: info@selbsthilfeschweiz.ch
Auf den sozialen Medien wie Instagram finden sich viele Accounts von Betroffenen, die über die Zwangsstörung berichten, Informationen und Kontakt anbieten.

Literatur

Abrantes AM, Brown RA, Strong DR, McLaughlin N, Garnaat SL, Mancebo M et al (2017) A pilot randomized controlled trial of aerobic exercise as an adjunct to OCD treatment. Gen Hosp Psychiatry 49:51–55

Förstner U, Külz AK, Voderholzer U (2011) Störungsspezifische behandlung der zwangs-störungen: ein therapiemanual: Kohlhammer.

Herbst N, Voderholzer U, Thiel N, Schaub R, Knaevelsrud C, Stracke S et al. (2014) No talking, just writing! Efficacy of an internet-based cognitive behavioral therapy with exposure and response prevention in obsessive compulsive disorder. Psychother Psychosom 83(3):165–175

Hohagen F, Wahl-Kordon A, Lotz-Rambaldi W, Muche-Borowski C (Hrsg) (2015) S3-Leitlinie Zwangsstörungen. Springer, Berlin

Jelinek L, Hottenrott B, Moritz S (2009) Assoziationsspaltung – Eine neue Intervention zur Behandlung von Zwangsgedanken. Notfall & Hausarztmedizin 35(2):86–89. https://doi.org/10.1055/s-0029-1213747

Kvale G, Hansen B, Björgvinsson T, Børtveit T, Hagen K, Haseth S et al. (2018) Successfully treating 90 patients with obsessive compulsive disorder in eight days: the Bergen 4-day treat-ment. BMC psychiatry 18(1):1–9

Reinecker H (2009) Zwangshandlungen und Zwangsgedanken. Hogrefe, Göttingen (Fortschritte der Psychotherapie, Band 38). http://elibrary.hogrefe.de/9783840920554.

Schneider SC, Knott L, Cepeda SL, Hana LM, McIngvale E, Goodman WK, Storch EA (2020) Serious negative consequences associated with exposure and response prevention for obsessive-compulsive disorder: a survey of therapist attitudes and experiences. Depression and Anxiety 37(5):418–428. https://doi.org/10.1002/da.23000

Voderholzer U, Pfeuffer S, Favreau M (2021) Behandlung von Zwangsstörungen. DNP – Der Neurologe & Psychiater 22(3):27–31. https://doi.org/10.1007/s15202-021-4672-z

Wilken B (2018) Methoden der Kognitiven Umstrukturierung. Ein Leitfaden für die psycho-therapeutische Praxis. 8 Aufl. Kohlhammer, Stuttgart.https://ebookcentral.proquest.com/lib/kxp/detail.action?docID=5603152.

Zusatzkapitel: Die Coronapandemie und ihre Auswirkungen auf Zwangsstörungen

8

Zusammenfassung

Die Pandemie hat die Menschen an ihren Schwachpunkten getroffen. Die menschlichen Bedürfnisse nach Sicherheit, Berechenbarkeit und Vorhersehbarkeit sind für Zwangserkrankte noch stärker bedroht. Sie streben mehr als andere Menschen nach Kontrolle und Orientierung. Es werden Erfahrungen aus der praktischen Arbeit vorgestellt wie Studienergebnisse zur Auswirkung der Pandemie auf Zwangserkrankte.

Frau Schmid: „Bei der Arbeit hat ein Arbeitskollege seinen Stift desinfiziert, bevor er mir den Schreiber reichte. Einen Moment war ich schockiert. Dann dachte ich mir, das fange ich jetzt nicht wieder an. Dieses Verhalten habe ich mir über die Jahre mühselig abtrainiert."

Die Coronapandemie hatte im Verhalten zahlreicher Menschen erstaunliche Ähnlichkeiten mit dem Erleben vieler Menschen mit einer Zwangsstörung. Eine Betroffene schilderte, dass sie das Geschehen in der Pandemie surreal erlebe. Ein Spiegelbild ihrer Zwangsstörung. Alles, was sie früher versteckt habe, gelte jetzt als akzeptierte Norm. Überall hingen Plakate, die auf Hygieneregel hinwiesen. Die ganze Welt desinfiziere sich öffentlich die Hände, vermeide es, Türklinken mit den Händen anzufassen und Handschuhe würden sogar im Supermarkt getragen.

Aus der praktischen Arbeit mit Menschen mit Zwangsstörungen zeigte sich der Beginn der Pandemie für Menschen mit Reinigungs- und Waschzwängen belastend. Die Verfügbarkeit von Desinfektionsmitteln, WC-Rollen und Küchenpapier war ein großes Problem. Die Regale waren eines Tages leer. Das war von heute auf morgen wie ein kalter unvorbereiteter Entzug. Das hat Stress ausgelöst, die Zwangssymptome verstärkt und zu Rückfällen geführt mit Begleitsymptomen wie Stimmungstief und Panik. Im Verlauf der Pandemie waren Betroffene mehr auf sich zurückgeworfen, auf ihre Zwangsgedanken und -handlungen. In einen

I. Mikic, *Zwangsstörung und Zwangshandlungen*,
https://doi.org/10.1007/978-3-662-65749-2_8

Tanzkurs zu gehen, in der Freizeit Sport zu treiben und in Urlaub zu fahren, waren Eldorados für Menschen mit Zwängen. Das war alles nicht mehr möglich. Der Raum, wo Zwänge ausgeführt werden, wurde kompakter, er konzentrierte sich auf zu Hause. Das schaffte enormen Druck und hat in Beziehungen zu Konflikten geführt. Auf einmal waren beide zu Hause im Homeoffice am Arbeiten. Jetzt erst sah die Frau, mit wie vielen Zwängen ihr Ehemann kämpfte, beispielsweise hatte der das Sofa desinfiziert, wenn seine Frau nicht zu Hause war. Die Pandemie hat die Menschen an ihren Schwachpunkten getroffen. Die menschlichen Bedürfnisse nach Sicherheit, Berechenbarkeit und Vorhersehbarkeit waren für Zwangserkrankte stärker bedroht. Sie strebten mehr als andere Menschen nach Kontrolle und Orientierung. Sie sind nicht die Menschen, die unbeschwert und flexibel auf sich wechselnde Situationen reagieren können. Sie schätzen es, einen berechenbaren Alltag zu haben. Die Planbarkeit in der Pandemie war schwieriger und ist schwieriger geworden.

Für Betroffene wie auch Fachpersonen stellte sich die Frage, ob jemand die Hygieneempfehlungen einfach sehr ernst nimmt oder ob es ein Waschzwang ist. Im Grunde lässt sich diese Frage einfach beantworten. Wenn das Händewaschen so exzessiv ist, dass die Haut, die eine wichtige Schutzfunktion hat, geschädigt wird, gar wund wird, ist nicht von einem gesunden Hygieneverhalten auszugehen. In der praktischen Arbeit hat es sich bewährt nachzufragen: Warum waschen sie sich die Hände? Betroffene zeigen oft ein ritualisiertes Verhalten, wie beispielsweise sich 30 min die Hände zu waschen oder sich während dem Kochen mehrmals die Hände zu waschen oder beim Betreten der Wohnung die gesamte Kleidung zu wechseln. Wenn sie etwas berühren, löst dies starke Ängste und Unbehagen aus. Sie zeigen ein ausgeprägtes Vermeidungsverhalten, beispielsweise möchten sie die Wohnung am liebsten gar nicht mehr verlassen und niemanden mehr reinlassen. Das lässt sich durch die Hygieneempfehlungen nicht begründen. Das sind übertriebene Verhaltensweisen. Es besteht ein großer Unterschied zwischen den Hygieneempfehlungen und den komplexen Zwangshandlungen, die Betroffene ausführen. Das ist den meisten Zwangserkrankten bewusst, in angstbesetzten Situationen ist die Einsicht jedoch reduziert und es kann ihnen selbst schwerfallen, eine realistische Einschätzung zu treffen.

Viele Betroffene von Waschzwängen berichteten, dass sie sich während der Pandemie mehr verstanden fühlten und sich weniger für ihre Zwänge schämten.

Während der ersten Pandemiewelle mit dem damaligen Lockdown wurden 394 Patienten mit einer Zwangsstörung nach den Folgen der Pandemie für ihre Erkrankung befragt. 72 % der Befragten gaben eine Zunahme ihrer Zwangssymptome während der Pandemie an. Stärker betroffen waren Menschen mit Waschzwängen im Vergleich zu Personen mit Kontrollzwängen. Faktoren, die für eine Verschlechterung der Symptome eine Rolle spielten, waren eine verminderte Mobilität und zwischenmenschliche Konflikte. Menschen mit Waschzwängen fühlten sich eher als Experten für die Beratung anderer bezüglich Infektionsprophylaxe. Gleichzeitig berichteten sie, dass sie dafür häufig abwertendes Feedback von anderen erhielten. Zusammenfassend zeigte sich, dass sich die Pandemie für

Betroffene mit Zwangsstörungen nachteilig auswirkte, insbesondere für jene mit Kontaminationsängsten (Jelinek et al. 2021).

Nach der zweiten Pandemiewelle, nachdem schrittweise Öffnungen folgten, fühlten sich viele Zwangserkrankte neu herausgefordert.

„Ich war jetzt fast über zwei Jahre im Homeoffice, habe mich sozial zurückgezogen und den direkten Kontakt zu Menschen gemieden. Die Zwangssymptomatik hat stark zugenommen und ich weiß nicht, wie ich das schaffen kann, wieder öffentliche Verkehrsmittel zu nutzen, ins Büro zu gehen und in der Kantine gemeinsam mit anderen zu Mittag zu essen."

Während der Pandemie war es für viele Therapeuten herausfordernd, Expositionen mit den Betroffenen umzusetzen. Beispielsweise konnten Hygienezwänge nicht wie früher exponiert werden. Vor der Pandemie hätte eine klassische Exposition so aussehen können: Jemandem die Hand geben und danach einen Apfel essen. Des Weiteren waren Expositionen in öffentlichen Verkehrsmitteln und Menschenmengen nur eingeschränkt möglich. Da es einerseits keine Menschenmengen mehr gab und bestimmte Freizeitaktivitäten, wie Schwimmbäder oder Restaurants geschlossen waren. Prestia et al. (2020) empfehlen während sozialer Einschränkungen die Rückfallprophylaxe zu verbessern und alternative Strategien wie online Konsultationen und digitales psychiatrisches Management weiterzuentwickeln.

Im Oktober 2021 veröffentlichte die Arbeitsgruppe um Dr. Andrew Guzick einen Review-Artikel, also eine Übersicht über den aktuellen Forschungsstand mit dem Titel „Zwangsstörungen während der COVID-19-Pandemie". Die Autoren halten zusammenfassend fest, dass COVID-19 für Betroffene von Zwangsstörungen einen enormen Stressfaktor bedeute, insbesondere für Zwangspatienten mit ohnehin bestehenden Kontaminationsängsten. Es konnte ein Anstieg von Zwangssymptomen bei Betroffenen mit Zwangsstörungen als auch in der Allgemeinbevölkerung festgestellt werden. Die Mehrzahl der Langzeitstudien weise darauf hin, dass es zu einer deutlichen Zustandsverschlechterung bei Betroffenen kam. Die Autoren empfehlen Hilfsangebote weiter auszubauen und niederschwellig zugänglich zu machen, insbesondere für die wissenschaftlich nachgewiesenen Therapien wie Expositionstraining und medikamentöse Therapie. Im Spannungsfeld zwischen Leitliniengerechten Expositionstraining und dem durch die Pandemie veränderten gesellschaftlichen Blick auf Kontaminationsängste, empfehlen die Autoren zumindest mittelfristig zu einem „normalen" Umgang zurückzufinden (Guzick et al. 2021).

Literatur

Guzick AG, Candelari A, Wiese AD, Schneider SC, Goodman WK, Storch EA (2021) Obsessive-compulsive disorder during the COVID-19 pandemic: a systematic review. Curr Psychiatry Rep 23(11):71. https://doi.org/10.1007/s11920-021-01284-2

Jelinek L, Moritz S, Miegel F, Voderholzer U (2021) Obsessive-compulsive disorder during COVID-19: turning a problem into an opportunity? J Anxiety Disord 77:102329

Prestia D, Pozza A, Olcese M, Escelsior A, Dettore D, Amore M (2020) The impact of the COVID-19 pandemic on patients with OCD: effects of contamination symptoms and remission state before the quarantine in a preliminary naturalistic study. Psychiatry Res 291:113213

Schlusswort oder Abschiedsbrief einer Betroffenen an ihren Zwang

Anna. „Die Behandlung war für mich sehr wichtig und gleichzeitig machte es mir Angst. Was fange ich mit mir an, wenn ich den Zwang nicht mehr habe? Wer hilft mir dann? Es war für mich genau so wichtig, mich diesen Fragen zu stellen. Stellen Sie sich vor, der Zwang war lange Zeit mein Begleiter, bildlich ausgedrückt meine Krücken, die mir halfen, durchs Leben zu gehen. So ging ich lange Zeit auf Krücken. Einmal kam der Punkt, wo ich lernen wollte, ohne diese Krücken zu gehen. Da wurde mir bewusst, dass ich sie nicht gleich sofort loslassen kann, sondern sie ab und zu abgeben muss und so wieder lernen kann, ohne sie zu gehen. Es braucht Zeit, die Hilfe abzulegen und alleine zu gehen."

Anna lebt nach 15 Jahren mit Zwangsstörung heute zwangsfrei.

„Zwang, du darfst jetzt gehen"- ein liebevoller Abschiedsbrief an den Zwang.

Lieber Zwang,
es ist an der Zeit, mich von dir zu verabschieden. Mein lieber Freund, wir haben so viel erlebt. Mir kommen viele Erinnerungen an unsere gemeinsame Zeit hoch. Wie wir die Straße entlang gelaufen sind, darauf bedacht niemals auf einen Fußgänger streifen zu treten und den Menschen nicht direkt in die Augen zu sehen. Damit sie kein Unheil trifft. Wir erledigten viele Arbeiten im Alltag zusammen, selbst den Gang aufs Klo.

Ich habe mich anfangs immer über deine Besuche gefreut. Du warst ein gerngesehener Gast, der gelegentlich vorbei schaute. Ich haderte mit vielen Problemen in meinem Leben. Wenn ich überfordert war, bist du zur Hilfe geeilt, um mich zu unterstützen. Um mich zu entlasten, hast du mir im Haushalt geholfen.

Du hast geputzt, abgewaschen, Kleider gewaschen, gebügelt, gestaubsaugt und vieles mehr. Da ich immer weitere Hilfe benötigte, bist du bei mir eingezogen.

Wir haben alles zusammen gemacht. Dich zu verstecken, war jetzt nicht mehr möglich. Ich war nicht mehr alleine und hatte Halt. Du hast mir „das Schlechte" abgenommen und mir so wieder die guten Seiten des Lebens gezeigt. Dank dir hatte ich aufs Neue Hoffnung und den Glauben, dass es doch gut kommt. Ich habe gemerkt, dass die Aufgaben die du für mich erledigst, sorgfältig ausführst. Besser als ich es machen könnte. Ich habe dir immer mehr Aufträge übergeben. Ich habe dir vertraut. Ich hatte mehr Vertrauen zu dir als zu mir. Aber das ist ein anderes Problem. Das liegt an mir.

Dir hat es gefallen, dass du so wichtig für mich bist. Das verstehe ich.

Plötzlich hast du den Spieß umgedreht und Überhand gewonnen. Jetzt habe nicht ich mehr gesagt, was du zu tun hast. Sondern du hast befohlen, was ich auszuführen habe. Und ich erledigte alles schön und habe gehorcht, weil ich ja nicht wollte, dass du gehst. Ich war auf dich angewiesen, auf deine Hilfe. Du hattest mich voll in der Hand. Ich wusste mir nicht weiterzuhelfen, da ich von dir abhängig war. Und ich wusste, dass ich dich gerufen habe, da ich in Not war. Du warst für mich ein lieber Freund, der sich bereit erklärt hat, für mich da zu sein.

Deswegen wolle ich nie sagen, dass du „böse" bist. Wenn dich jemand angegriffen hat, habe ich dich verteidigt und jedem gesagt, dass du ein Lieber bist. Doch dass du jetzt Überhand hattest, wollte ich nicht wahrhaben. Denn dann wüsste ich, ich muss etwas ändern.

Dir ist ein großer Fehler unterlaufen. Du hast gedacht, wenn du immer mehr Aufgaben übernimmst, dann hast du mich noch mehr in der Hand. Doch in dem Moment geschah genau das Gegenteil. Ich hatte gar nichts mehr zu tun, selbst bei der Arbeit im Geschäft hast du mitgewirkt. Ich hatte genug Zeit, mir über die Situation Gedanken zu machen.

Und ich merkte, dass ich etwas ändern musste. Irgendwann war es nicht mehr in Ordnung. Wie lange das „nicht in Ordnung" schon lief, wusste ich damals nicht. Ich wollte nicht hinschauen, da ich dich zu sehr brauchte.

Dann habe ich den ersten Schritt gemacht und mir Hilfe geholt. Und diesmal nicht von einem Zwang, sondern von einer Klinik. Ich habe tolle Leute gefunden, die mich unterstützen und es immer noch tun. Ich habe schon einiges hinter mir. Vor allem wurde mir jemand Wichtiges vorgestellt, nämlich du.

Ich sah dich endlich direkt vor mir. Ich musste erkennen, dass mein wunderbarer Gehilfe sich verändert hat. So wie sich Menschen verändern. Dafür bin ich dir nicht böse. Das Ziel sollte man immer vor den Augen halten, deins hast du verloren. Ich hatte meins stets im Blick. Und dazu gehörte, nach Hilfe und Unterstützung zu rufen. Weil ich wusste, ich schaffe es alleine nicht. Doch zählte nie die Unterwerfung dazu. Der Diener eines Zwangs zu sein. Sondern im Gegenteil, Unabhängigkeit und Freiheit. Ich versuche, zu akzeptieren, wer du jetzt bist. Will ich dich weiterhin in meiner Nähe? Es tut mir weh, diese Worte zu schreiben. Ich möchte dir kein schlechtes Gewissen machen.

Du warst wichtig in meinem Leben und hast viel für mich getan. Durch dich habe ich so vieles erfahren und tolle Menschen in der Klinik kennen gelernt.

Doch jetzt ist es an der Zeit Abschied zu nehmen. Ich erzähle dir, wie ich die Situation jetzt sehe.

Ich habe von meinem stationären Aufenthalt gelernt und Fortschritte gemacht. Ich kann wieder auf Fußgängerstreifen treten, die Zahl 8 schreiben und weiß, dass den Menschen kein Unheil geschieht, wenn ich sie ansehe. Die Angst vor ansteckenden Krankheiten ist nicht mehr so im Vordergrund. Ich habe Hilfe, auf die ich mich verlassen kann. Ich brauche deine Hilfe nicht mehr. Ich will nicht mehr kämpfen mit dir. Ich will meinen Zielen näher kommen und dafür muss ich die Dinge wieder selbst in die Hand nehmen. Jetzt bin ich in der Lage und ein paar Jahre älter. Ich werde dir eine Arbeit nach der anderen wieder abnehmen.

Ich helfe dir den Koffer zu packen. Wir werden schauen, was da alles reinkommt. Weiß nicht, wo es dich hintreibt. Ich habe ein Ziel und kenne die Richtung, wo ich hin will. Und diesen Weg habe ich ausgewählt und jetzt eingeschlagen.

Ich danke dir von ganzem Herzen für alles, was du mir gegeben hast. So hart es klingt - ich hoffe, wir sehen uns nicht so schnell wieder. Ich bin traurig, weil ich mich von einem anfangs noch guten Freund verabschieden muss und will. Danke für alles, doch jetzt pack ich es. Ich habe die notwendige Unterstützung. Vielen Dank und gute Reise.

Anna

Printed in the United States
by Baker & Taylor Publisher Services

Printed in the United States
by Baker & Taylor Publisher Services